DR. DANIELA OTTO

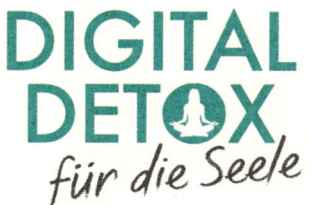

DIGITAL DETOX
für die Seele

Für alle Klickenden, Tippenden,
Swipenden und Scrollenden:
Das, was ihr im Internet sucht,
findet ihr in euch selbst.

DR. DANIELA OTTO

DIGITAL DETOX
für die Seele

Mit Achtsamkeitsübungen
bewusst online gehen

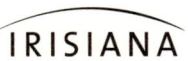

IRISIANA

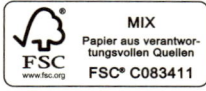 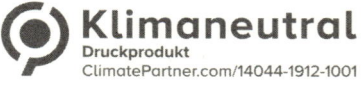

Penguin Random House Verlagsgruppe FSC® N001967

1. Auflage
© 2021 by Irisiana Verlag, einem Unternehmen der
Penguin Random House Verlagsgruppe GmbH,
Neumarkter Straße 28, 81673 München
Projektleitung: Inga Heckmann
Lektorat: Martin Stiefenhofer
Korrektorat: Susanne Schneider
Herstellung: Claudia Scheike
Satz: Buch-Werkstatt GmbH, Bad Aibling
Umschlaggestaltung und Konzeption: geviert.com
Umschlagmotiv: © shutterstock.com; Illustration: elenabsl
Druck und Bindung: CPI books GmbH, Leck
ISBN: 978-3-424-15421-4

Inhalt

Sehnsucht

Verbundenheit

Erleuchtung

Präsenz

Epilog: Erfüllung

Einleitendes Vorwort

Digital Detox ist gut für die Seele. Davon vermag uns Daniela Ottos Buch zu überzeugen. Aber es vermag nicht nur das: Es hilft uns durch effektive Übungen dabei, uns vom Sog digitaler Medien zu lösen, um unsere Seele zu schützen. Der moderne Mensch strebt nach einem selbstbestimmten Leben, von Selbstbestimmtheit aber ist unsere Handynutzung oft noch weit entfernt. Wenn das digitale Toxin, einem Giftstoff gleich, tatsächlich eine Abhängigkeit bewirkt, so müssen wir uns fragen, wie Entgiftung und Heilung funktionieren. Dieses Buch liefert Antworten, indem es uns zu einer Seelenreise einlädt, einer Reise nämlich zum Sitz der Seele, die zum faszinierendsten aller Organe führt: dem Gehirn.

Digital Detox setzt im Gehirn an

Dr. Otto bezieht hier klar Position: Alles, was Digital Detox Gutes für die Seele tut, spielt sich in unserem Gehirn ab, oder pointiert gesagt: Seelisches Leid, Abhängigkeit und eben auch Entgiftung von digitalem Konsumexzess entstehen in Nervenzellen, den Neuronen, speziellen Hirnrealen und deren verzweigten Verschaltungen.

Die Komplexität des Gehirns sprengt jede Vorstellungskraft: Wir haben fast 90 Milliarden Nervenzellen in unserem Gehirn, jedes dieser Neurone bildet Kontaktstellen aus, die Synapsen genannt werden und an denen Signale von einer Nervenzelle zur anderen weitergeleitet werden. Jede dieser 90 Milliarden Nervenzellen bildet im Schnitt 1000 solcher Kontaktstellen aus (es können auch manchmal 100 000 sein). Knüpft man alle Nervenbahnen aneinander, so ergibt sich eine Strecke von 5,8 Milliarden Kilometer, das ist rund siebenmal die Reise zum Mond und zurück. All diese Verknüpfungen nennt man Konnektivität, und deren Gesamtheit das »Konnektom«, das unsere Persönlichkeit ausmacht. Es ist berechtigt, wenn wir sagen, wir unterscheiden uns untereinander, weil sich unsere »Konnektome« unterscheiden. Aber machen wir uns klar: Das Gehirn werden wir nie vollständig verstehen können.

Bedeutend ist nun, dass alle Nervenbahnen und Synapsen in unserem Gehirn nicht, wie die Hardware eines Computers, fest verdrahtet sind, sondern sich diese an die aktuellen Erfordernisse anpassen. Das geschieht, indem Synapsen, die aktiviert werden, an Effizienz gewinnen, während diejenigen, die nicht gebraucht werden, allmählich verschwinden. Das nennt man Neuroplastizität. Genau hier setzt Digital Detox an.

Smartphones aktivieren das Belohnungszentrum

Der Neuroplastizität verdanken wir unter anderem unsere Fähigkeit zu lernen. Dieses Lernen kann aber auch eine Kehrseite haben – zum Beispiel, wenn das Gehirn digitales Suchtverhalten »erlernt«. Das geht so: Smartphones aktivieren zunächst jenen neuronalen Schaltkreis unseres Gehirns, der als Belohnungssystem funktioniert. Die Folge: Wir wollen mehr von diesen Glücksgefühlen empfinden. Wenn diese jedoch durch Gewöhnung allmählich ausbleiben, muss die »Handy-Dosis« erhöht werden, um den gewünschten Effekt wieder zu erzielen. Dabei hat sich unser Gehirn aufgrund seiner Neuroplastizität in seiner Feinstruktur geändert. Die Sucht ist also das Ergebnis eines Lernprozesses, der unser Gehirn bleibend verändert hat.

In diesem Kontext wirkt Digital Detox sowohl vorbeugend als auch heilend: Eine von Anfang an achtsame Handynutzung verhindert das Entstehen solcher Suchtmechanismen. Ist aber schon eine psychische Abhängigkeit vom Smartphone eingetreten, bieten die Übungen in diesem Buch die Chance, sich davon zu befreien. Das Ziel ist der selbstbestimmte, autonome Gebrauch jener digitalen Medien, die aus unserem Leben nicht mehr wegzudenken sind.

Digital Detox fördert die Empathie

Die Feinstruktur unseres Gehirns soll nicht durch digitale Medien verformt werden. Dies zeigt ein weiterer, für unser soziales Leben so wichtiger Aspekt: Das Miteinander von zwei Menschen, ihr gemeinsames Spielen und Erleben, löst in beiden Gehirnen Schwingungen aus, die im gleichen Rhythmus oszillieren. Diese synchronen Schwingungen werden mit dem Elektroenzephalogramm (EEG), einem Messgerät, das auf der Schädeloberfläche Spannungsschwankungen registriert, nachgewiesen: Ähnlich wie die Pendel zweier benachbarter Pendeluhren mit der Zeit synchron im gleichen Takt schwingen, kann dies auch zwischen zwei Gehirnen geschehen. Aber anders als bei Pendeluhren, die an einer gemeinsamen Aufhängung angebracht sind, reicht bei den Gehirnen bereits sozialer Kontakt, der »Wir-Modus«, um sich in einen Gleichtakt einzuschwingen. Dabei kommt der Empathie eine Schlüsselrolle zu. Sehen wir, dass sich jemand bei einem Unfall schmerzhaft verletzt, werden bei Opfer und Betrachter gleiche Neuronenverbände aktiviert. Und im positiven Fall gilt dies ebenso: Sieht man bei jemandem, wie ihm etwas widerfährt, das ihn glücklich macht, wird auch beim Beobachter eine Hirnstruktur aktiv, die positive Emotionen repräsentiert. Die hierfür zuständigen Nervenschaltkreise enthalten Neurone, die diese emotionale Anteilnahme spiegeln und deswegen Spiegelneurone heißen. Sie finden sich im präfrontalen Kortex und dies zeigt, dass Empathie, unser emotionales Mitschwingen, das Einfühlungsvermögen, tatsächlich eine substanzielle Komponente in unserem Gehirn hat.

Digital Detox hilft uns, die durch Digitalabusus verloren gegangene Fähigkeit, uns in andere Menschen einzufühlen, wiedergewinnen zu können. Durch die angebotenen Achtsamkeitsübungen wird unser Einfühlungsvermögen wieder geschärft, die Konnektivität zwischen präfrontalem Kortex und anderen für Kognition und Emotion relevanten Hirnarealen erhöht. Es kann, und dies ist ein Schlüsselwort von Daniela Otto, wieder Resonanz entstehen.

Wir können nicht das große Ganze verstehen

Dieses Vorwort ist von einem Arzt und Neurowissenschaftler geschrieben und mag den Eindruck einer reduktionistischen Sichtweise erwecken. Das ist nicht die Absicht des Verfassers, der in seinem langen Berufsleben stets vertreten hat, wie wichtig das Erkennen menschlicher Grenzen ist. Die Komplexität des Gehirns ist unermesslich und fordert Bescheidenheit und Demut. Das große Ganze einmal vollkommen zu begreifen, ist ein hehrer Menschheitswunsch und man muss schon romantisch und hochmütig veranlagt sein, wenn man glaubt, es könnte eines Tages gelingen. Wichtig ist in unserer wissensdurstigen Welt aber, doch sicher sein zu können, dass vieles, beileibe nicht alles, was wir mit dem Ausdruck »Seele« meinen, eine funktionale Grundlage in unserem Gehirn hat. Natürlich ist »Seele« mehr als der Überbegriff für Gefühle, Emotionen und Denken, das in neuronalen Schaltkreisen generiert wird und unser Befinden und Verhalten, unsere Emotionen und geistigen Fähigkeiten reguliert. Schon Platon befand, die Seele ruhe im menschlichen Körper, überdauere den Tod und würde, um geistig zu wachsen, im Körper eines anderen Menschen wiedererwachen. Dieser Wunsch nach Unsterblichkeit ist so alt wie die Menschheit, er lebt in nahezu allen Religionen fort. Ob dem so ist, werden wir nie erfahren. Deshalb sollten wir uns darauf beschränken, alles zu begreifen, was wir mit unserem Hirn verstehen können, und anerkennen: Es gibt zwischen Himmel und Erde Dinge, die wir nicht in Lehrsätzen und Formeln unterbringen können. Auch daran erinnert uns dieses Buch.

Prof. Dr. med. Dr. rer. nat. Dr. h. c. mult. Florian Holsboer
Ehemaliger Direktor des Max-Planck-Instituts für Psychiatrie

Vorwort

Nichts im Leben ist Zufall.

Auch nicht, dass Sie jetzt dieses Buch lesen.

Es ist mit der Intention geschrieben, heilsam zu sein.

Heilsam für Ihre Seele.

Lassen Sie sich darauf ein, und Sie werden Kapitel für Kapitel achtsamer.

Sie spüren sich Seite für Seite mehr.

Hören wieder Ihre innere Stimme.

Fassen neues Vertrauen zu Ihrer eigenen Intuition.

Satz für Satz empfinden Sie mehr Ruhe, Freude und neue Energie.

Silbe für Silbe erkennen Sie, was Vernetzung wirklich bedeutet: die Verbundenheit von allem. Die Beseeltheit aller Dinge, mit denen Sie eins sind.

Mit jedem Buchstaben binden Sie sich zurück: an sich selbst, das wahre Leben, an Menschen, die Sie wirklich lieben.

Sie spüren eine tiefe Geborgenheit. Sicherheit. Mitgefühl.

Sie schwingen sich ein in den Rhythmus des großen Ganzen, Ihr Herz schlägt im Takt mit anderen Herzen, die alle gefüllt sind von derselben Sehnsucht: der Sehnsucht nach spiritueller Einheit.

Sie treten in neue Resonanz mit der Welt.

Sie werden vollkommen präsent.

Ihr Herz öffnet sich für das Wunderbare und Sie erkennen die Schönheit der Welt. In allen Dingen. Selbst den allerkleinsten.

Indem Sie lesen, schreiben Sie sich selbst ein in eine große Erzählung, die uns alle umfasst.

In einen modernen Mythos.

Werden Sie zum Helden Ihres eigenen Lebens.

Finden Sie Ihre Bestimmung.

Vernehmen Sie das Flüstern und Wispern Ihrer Seele, das zu Ihnen spricht.

Hören Sie den Ruf Ihrer Seele.

Erhören Sie Ihre Seele.

Öffnen Sie sich für die transformative Kraft von Digital Detox.
Laden Sie die Stille in Ihr Leben ein.
Umhüllen Sie sich mit Frieden.
Erleben Sie eine spirituelle Reise zu Ihrem Inneren.
Schalten Sie jetzt alle Ihre digitalen Geräte aus und fangen Sie genau in diesem Moment damit an.
Denn Verbundenheit ist Leben. Und das Leben wohnt im Herzen. Nicht im Handy.

Ihre Daniela Otto

Abschalten

Lassen Sie uns mit einem scheinbar gewagten Experiment beginnen. Schalten Sie einfach jetzt, mitten am Tag oder am Abend, Ihr Smartphone aus.

Wie fühlt es sich für Sie an, wenn Sie Ihr Smartphone ausschalten? Spüren Sie in sich hinein: Merken Sie einen Unterschied zwischen dem »On« und »Off«? Werden Sie ruhiger in dem Moment, da Sie offline gehen? Oder macht es Sie nervös, wenn Sie nicht mehr erreichbar sind? Nehmen Sie sich ein paar Minuten Zeit, um Ihre Gefühle zu erforschen, und schreiben Sie sie nieder. Nutzen Sie hierfür gerne die Zeilen, die auf diesen Absatz folgen – oder ein schönes Notizheft, das Sie auf Ihrer ganz persönlichen Achtsamkeitsreise begleitet. Halten Sie einen Stift für Ihre Gedanken und weitere Übungen bereit.

Wenn mein Handy an ist, fühle ich mich:

_____

_____

_____

Wenn mein Handy aus ist, fühle ich mich:

_____

_____

_____

Prolog: Erwachen

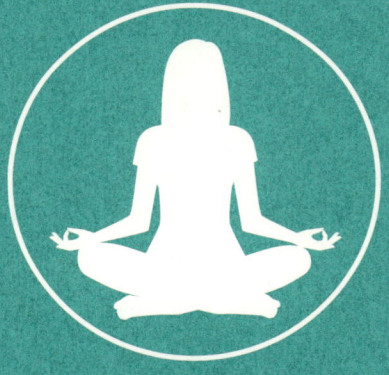

»Es ist alles schon da.«

Warum wir die Augen aufmachen müssen und wie uns eine kleine Geschichte dabei helfen kann

Ein Alien wurde ausgesandt, das große, weite, unendliche Universum auszukundschaften. Lange war er unterwegs, bis er zur Erde kam. Mit seinem kleinen Raumschiff kreiste er über den Städten und Ländern. Er beobachtete die Menschen. Dann flog er wieder zurück.

»Sag, was hast du gesehen?«, fragte ihn sein Volk neugierig, als er zurückkam.

»Es war seltsam«, sagte der außerirdische Bote. »Ich sah Wesen mit Augen, aber sie schauten sich nicht an, sondern blickten in ein kleines, leuchtendes, klingelndes Gerät.

Ich sah Wesen mit Ohren, aber sie hörten einander nicht zu, sondern trugen Kopfhörer und lauschten den Geräuschen, die aus dieser Maschine kamen.

Ich sah Wesen mit Mündern, doch anstatt ihr Essen zu genießen, fotografierten sie ihre Nahrung mit ebendemselben Ding.

Ich sah herrliche Landschaften, Wiesen, Berge, Felder, Seen, Ozeane, doch die Wesen nahmen diese Schönheit nicht wahr, weil sie immer nur auf einen Bildschirm schauten.

Ich sah glorreiche Kunst: Gemälde und Skulpturen, Schlösser und Tempel, doch die Menschen erkannten ihre Pracht nicht, sondern erstellten mit der Maschine Abbilder davon, die sie nie wieder anschauten.

Ich sah Wesen mit Intelligenz, doch anstatt davon Gebrauch zu machen, ließen sie das Gerät für sich denken.

Ich sah kleine Wesen, die nicht miteinander spielten, sondern mit der Maschine.

Ich sah Wesen mit Händen, doch anstatt einander zu berühren, wischten und tippten sie auf einem Bildschirm herum.

Ich sah einen beseelten Planeten, doch die Wesen, die ihn bewohnten, ließen sich nicht davon ergreifen. Sie haben den Bezug dazu verloren.«

»So schicken wir ihnen Liebe«, sagte ein Außerirdischer.

Doch der Bote sagte: »Alle Liebe dieser Welt ist da. Sie spüren sie nur nicht mehr.«

»So schicken wir ihnen Zeit«, sagte ein Zweiter.

Doch der Bote sagte: »Alle Zeit dieser Welt ist da. Sie lassen sie nur verrinnen.«

»So schicken wir ihnen Glück«, sagte ein Dritter.

Doch der Bote sagte: »Alles Glück dieser Welt ist da. Sie ergreifen es nur nicht.«

»So schicken wir ihnen ein neues Bewusstsein«, sagte ein Vierter. »Auf dass sie all das selbst erkennen mögen.«

Bewusstsein

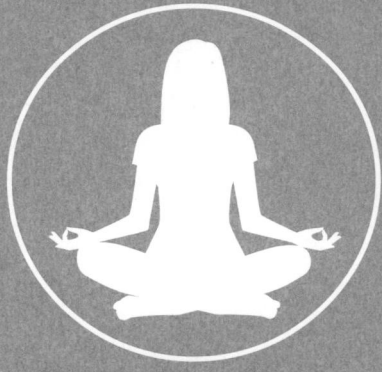

»Sie spüren es selbst.«

Warum unsere Seele Digital Detox braucht und wie wir unser Leben verändern, wenn wir bewusst online gehen

Digital Detox ist dieses neue Bewusstsein. Es ist das Bewusstsein, das jetzt wichtig für unsere Seele ist. Das Bewusstsein, das jeder von uns für sich allein, aber auch wir alle als Gesellschaft brauchen, um gesund, erfüllt und glücklich zu sein. Um nicht am Leben vorbeizuleben, sondern es in all seiner Fülle, Größe, Tiefe und Schönheit ganz auszuschöpfen. Um wahrhaftig miteinander verbunden zu sein. Denn das sind wir: Wir alle sind miteinander verbunden. Unsichtbar. Seelisch – und nicht primär per Internet. Man verbindet sich nur mit dem Herzen gut. Erst dann kommt das Handy. Das müssen wir verstehen. Wer sich in einer digitalisierten Welt auf die Suche nach dem Sinn begibt, wird ihn mit Digital Detox finden. Digital Detox ist das Bewusstsein, mit dem wir endlich aufwachen, und das ist dringend nötig. Wir, die digitalisierte Gesellschaft, sind die meistbeschäftigte Gesellschaft aller Zeiten. Wir sind so busy, dass wir täglich viele Stunden vor Bildschirmen sitzen, ja dass wir unser Leben buchstäblich vor Smartphones, Tablets und Laptops verstreichen lassen, es nur noch durch einen Screen hindurch wahrnehmen. Und wenn im Folgenden vom Handy/Smartphone die Rede ist, dann fungieren diese Begriffe als pars pro toto: Es sind damit die gesammelten Bildschirme von Tablet, Computer, Laptop und eben dem Mobiltelefon gemeint.

Aber halten Sie kurz inne und fragen Sie sich: Sind Sie wirklich auf der Welt, um Ihr Leben am Handy zu verbringen?

Tief in Ihrem Innersten fühlen Sie die Antwort.

Sie spüren die Sehnsucht Ihres Herzens nach dem tieferen und höheren Sinn in einer digitalisierten Welt, die immer schneller, lauter und oberflächlicher wird.

Mein Wunsch für Sie ist es, dass Sie vor lauter Mails, Chats, Tweets, Posts, Likes und Anrufen den Ruf Ihrer Seele wieder hören, ja Ihre innere Berufung erkennen, ihr folgen, sich selbst zu verwirklichen und Ihrem Leben somit eine neue Bedeutung geben. Ich möchte Sie dazu inspirieren, die Wunder des Lebens wieder zu erkennen, denn diese sind überall, wenn wir nur wieder die Augen öffnen.

Spüren Sie das Leben noch? Durch einen Bildschirm hindurch können Sie es nämlich nicht berühren. Wenn ich Sie mit meiner Botschaft im Herzen erreichen darf, so vermögen wir gemeinsam, dass Sie sich wieder tief vom Leben ergreifen lassen, sodass es in Ihren Adern pulsiert, die Lebendigkeit in Ihnen vibriert. Es würde mich so sehr freuen.

Digital Detox ist eine Reise zu einem entspannten, gesunden, glücklichen Leben und dieses Buch ist Ihr Reiseführer. Dabei ist Digital Detox auch eine spirituelle Reise. Vielleicht fragen Sie sich: Was ist spirituell daran, ein Handy auszuschalten?

Alles.

Genießen Sie die Freiheit der Stille

In einer Zeit, in der nichts mehr stillsteht und alles lärmt, ist genau dieser eine achtsame Schritt die Voraussetzung für Stille. Stille ist seit jeher Urbestandteil jeglicher spirituellen Praxis. Ohne äußere Stille ist keine innere Stille möglich. Nur wenn wir die innere Stille wieder zulassen, wenn wir uns wieder auf sie einlassen – und das geht ausschließlich, wenn wir den omnipräsenten digitalen Lärm abschalten –, können wir uns wieder selbst spüren, selbst begegnen, unsere innere Stimme wahrnehmen, das ewige Wispern unserer Seele hören … und eben auch erhören. Digital Detox ist also weit mehr, als »nur« das Handy beiseitezulegen. Es ist Ihr Tor zu einem erfüllten, sinnvollen Leben in vollkommener Präsenz.

Einem Leben, in dem wieder jeder Augenblick zählt, weil er besonders und einmalig ist. Sie nehmen all die Details, die Sie verpassen, wenn Sie in Ihr Handy blicken, wieder wahr und erkennen die Schönheit darin: die Schönheit eines Lachens, die Schönheit in einem Sonnenstrahl, in einer Berührung. Digital Detox schenkt Ihnen Freiheit: Erleben Sie, was es heißt, frei von digitalen Zwängen, von Druck, von Erwartungen zu sein. Glauben Sie mir, das fühlt sich gut an.

Beginnen Sie jetzt Ihre Seelenreise

Wenn im Folgenden von Spiritualität die Rede ist, dann ist damit die seelische Allverbundenheit allen Seins gemeint. Wenn Sie die innere, unsichtbare Verbundenheit zu etwas Höherem, das Sie selbst übersteigt, empfinden oder sich danach sehnen, dann nehmen Sie Ihr spirituelles Bedürfnis bereits wahr. Wir alle sind spirituelle Wesen, sind weit mehr als nur Körper. Ist nicht die Seele das, was Sie im Kern ausmacht? Das Wichtigste überhaupt? Aber selbst wenn Sie Skeptiker sind und eigentlich nur ein bisschen weniger Handystress wollen, ist Digital Detox genau das Richtige für Sie, denn bereits dieser kleine Wunsch nach mehr Ruhe und Frieden in Ihrem Leben ist ein zarter spiritueller Impuls. Gratulieren Sie sich dazu, auf ihn zu hören. Ihre Seelenreise hat schon begonnen. Und diese Reise zu unserem innersten, wahrsten Ich ist die spannendste Reise, die wir in unserem Leben unternehmen. Sie gelingt besser, wenn wir dabei nicht permanent vom Handy abgelenkt sind. Denn wohin auch immer Sie in Ihrem Leben unterwegs sind, was auch immer Ihr innerstes Herzensziel ist – Sie finden es auch ohne Google Maps. Nämlich mit Ihrem inneren Kompass. Mit Digital Detox lernen Sie, sich wieder auf Ihre Instinkte und Ihre innere Herzensweisheit zu verlassen. Lassen Sie sich wieder von Ihren Emotionen leiten. Die richtigen, wegweisenden Entscheidungen treffen Sie, wenn Sie auf sich, nicht auf eine Suchmaschine, einen Algorithmus oder Influencer hören.

Werfen Sie den hilfreichen Anker der Achtsamkeit

Alle Übungen in diesem Buch sind als Anleitungen gedacht, die Sie auf Ihrer Seelenreise begleiten. Sie können diese jederzeit und unabhängig voneinander ausführen. Es sind achtsamkeitsbasierte praktische Anwendungen von Digital Detox, die Sie mühelos in Ihren Alltag integrieren können. Verinnerlichen Sie die Übungen, die in Ihnen besonderen Anklang finden, am besten so lange, bis sie zu einem selbstverständlichen, täglichen Achtsamkeitsritual für Sie geworden sind, das Ihnen dauerhaft Kraft, Ruhe und Frieden schenkt.

Mit Achtsamkeit ist eine besondere Form der sensiblen, selbstfürsorglichen Aufmerksamkeit gemeint. Achtsamkeit bedeutet, buchstäblich auf uns selbst und alles, was um uns herum geschieht, gut zu achten: jeden einzelnen Augenblick bewusst zu erleben, vollkommen präsent, frei von Ablenkungen, bei sich im gegenwärtigen Moment zu verweilen – ohne zu urteilen. Aus dieser feinfühligen Wahrnehmung heraus entsteht ein neues Gewahrsein; ein Bewusstseinszustand, in dem wir das, was ist, wertfrei akzeptieren und uns selbst vollkommen annehmen. Wer absolut präsent im Hier und Jetzt ist, kann sich nicht über das Gestern ärgern und das Morgen sorgen (kurzer Augenöffner: Die meisten Momente sind doch völlig okay, oder?). Somit befreit Achtsamkeit vom Leid, das mit Gedanken an die Vergangenheit und die Zukunft verbunden ist. Darin liegt die erlösende Transformationskraft der Achtsamkeit. Ein Augenblick folgt auf den nächsten, so wie ein Atemzug dem anderen folgt – das ist der Kreislauf unseres Lebens, dessen Intelligenz wir dankbar annehmen.

Knüpfen Sie neue Verbindungen

Im Laufe des Buches werden die Achtsamkeitsübungen um Meditationen erweitert, mit denen Sie Ihr Gehirn daraufhin trainieren, neue neuronale Netzwerke zu bilden, die Sie glücklicher, ruhiger, kreativer und resilienter gegenüber Stress machen. Vor allem üben Sie sich damit im Mitgefühl – die Voraussetzung für eine von Liebe geprägte Kultur, die es auch online zu etablieren gilt. Um einen anhaltenden Effekt zu erzielen, empfehle ich Ihnen eine regelmäßige, am besten tägliche Meditationspraxis von mindestens zehn, besser noch zwanzig Minuten. Während die Meditation sofort entspannend wirkt, braucht es etwa vier bis acht Wochen, bis sich die neuronale Neuvernetzung dauerhaft manifestiert – und Sie so der Erleuchtung Stück für Stück immer näher kommen …

Dieses Buch ist als Inspiration gedacht – als Inspiration für ein bewusstes Leben, in dem Sie die Dinge tiefer berühren, intensiver spüren und sich wahrhaftig verbinden: mit Ihrem wahren Ich, mit anderen, Gott und der Welt. So wie uns auch unser Smartphone heute den ganzen Tag über begleitet, so soll auch die hier erlernte digitale Achtsamkeit Sie unentwegt begleiten. Denn nur durch diese Achtsamkeit können Sie in jedem Augenblick am wichtigsten Ort dieser Welt sein: ganz bei sich selbst.

Wenn wir uns erlauben, diese spirituelle Dimension des Lebens anzuerkennen, gewinnen wir enorm. Das Leben erlangt eine geradezu magische Bedeutung. Sie werden sehen, dass man sich vor allem mit dem Herzen gut verbindet und ein Smartphone dazu beitragen kann, sich auszutauschen und dadurch verbunden zu fühlen. Es ist wie mit Körper und Seele: Wir sind primär Seele und sekundär Körper. Und so sind wir auch primär seelisch verbunden und erst sekundär per Handy.

Wenn im Buch von Gott die Rede ist, dann erlauben Sie sich, dieses Wort mit Ihrer ganz persönlichen Vorstellung von Gott zu füllen. So unglaublich es zunächst klingen mag: Digital Detox hat tatsächlich etwas mit dieser höchsten, unerklärlichen Macht aller Mächte zu tun. Was genau, werden wir später sehen. Es hat aber auch etwas mit den allereinfachsten Dingen Ihres Alltags zu tun. Zum Beispiel mit einem normalen Wecker. Digital Detox betrifft Ihr ganzes Leben. Warum? Weil Ihr Smartphone Ihr ganzes Leben betrifft – und vielleicht sogar schon bestimmt.

Was ist Digital Detox?

Digital Detox – auf Deutsch: digitale Entgiftung – heißt nicht, dass Sie nicht mehr online sein dürfen. Denn natürlich gehören Smartphones zum modernen Leben dazu. Und hier kommt die gute Nachricht: Digital Detox bedeutet, dass Sie alle Ihre digitalen Geräte – Smartphone, Computer, Tablet – für einen *selbstbestimmten* Zeitraum abschalten und sich damit gezielt den negativen, buchstäblich giftigen Einflüssen des Internets entziehen. Digital Detox ist ein Akt der liebevollen Selbstfürsorge, denn

Sie reduzieren dadurch Stress. Indem Sie digital entgiften, setzen Sie der ständigen Erreichbarkeit eine neue Innerlichkeit entgegen: Sie treten wieder in eine wesentliche Verbindung mit sich selbst, mit anderen, mit dem echten Leben. Digital Detox heißt: Seien Sie *bewusst* online. Das ist die zentrale Botschaft. Wann immer Sie Ihre digitalen Geräte benutzen, tun Sie es achtsam. Dieses Buch hilft Ihnen dabei, mit vielen Achtsamkeitsübungen fortan bewusst online zu gehen. Den Unterschied spüren Sie unmittelbar und Ihr Leben gewinnt an Selbstbestimmtheit: Sie setzen sich und Ihre seelischen Bedürfnisse wieder an die erste Stelle.

Erobern Sie sich ein neues Lebensgefühl

Diese Bereitschaft für ein Umdenken, eine ganz grundlegend neue Geisteshaltung, ist da. Denn während einerseits immer mehr Menschen immer noch mehr Zeit vor Screens verbringen, wächst zeitgleich die Sehnsucht nach Entschleunigung. Das alte Naturgesetz der Gegensätzlichkeit tritt in Kraft: Digital Detox ist der Gegentrend zur wahllosen, unbewussten, unachtsamen Vernetzung. Das Mindset der virtuellen Stunde. Wenn junge Städter mit einem Matcha Latte to go zum Yogastudio radeln, bei dem sie sich vorher online eingecheckt haben, um mit anderen mittels des nach unten schauenden Hundes die Rückenschmerzen zu vertreiben, die sie vom vielen Sitzen vorm Rechner bekommen haben, und in der Abschlussmeditation den Urlaut »Om« erklingen lassen, wird eines klar: Dieses »Om« ist der Sehnsuchtsruf eines Zeitgeists und sein Echo wird nicht enden. Es hallt durch die Straßen der Städte und wird von dort seinen Weg bis in die entlegensten Winkel der Welt finden. So wie die Digitalisierung nicht aufzuhalten ist, ist auch das Bedürfnis nach einer neuen, harmonischen Symbiose aus online und offline nicht mehr aufzuhalten. Wo das Internet ist, wird Digital Detox gebraucht, und die ersehnte Balance zwischen online und offline ist »omline«. Denn im Urlaut »Om« – eigentlich A-U-M – manifestiert sich der holistische Gedanke, dass wir alle eins sind. Dass wir alle Teil des großen, unendlichen Universums sind, von Gott geschaffen, untrennbar miteinander verwoben. Es gibt keinen Anfang, kein Ende, nur ewiges Sein.

Wir werden im Folgenden sehen, dass das Internet uralte Ideen aufleben lässt:

- die Idee der Großen Mutter: Im nächsten Kapitel verstehen wir, warum das Internet ein symbolischer Mutterarchetypus ist, der uns mit dem Versprechen lockt, dass wir uns endlich nicht mehr einsam fühlen müssen. Klingt gut? Ist aber tückisch, denn man kann sich schon mal darin verlieren. Mit Digital Detox aber gelingt die Heldenreise durch das virtuelle Labyrinth. Jetzt ist es an der Zeit, sich selbst zu verwirklichen, erwachsen zu werden und sein volles Potenzial zu entfalten!
- die Idee des kollektiven Bewusstseins: Im dritten Kapitel erfahren Sie, inwiefern wir das Internet tatsächlich in ein empathisches Netzwerk verwandeln können, indem wir unser Gehirn neu vernetzen. Hier gilt: alle Neuronen auf Liebe!
- die Idee der der Unendlichkeit, sogar der spirituellen Erleuchtung: Im vierten Kapitel dreht sich alles darum, dass die digitale Vernetzung grundlegend religiöse Züge aufweist und Sie lernen, wie Sie das volle Potenzial Ihres schöpferischen Gehirns entfalten. Ganz nach dem Motto: Connecten Sie sich mit Gott!
- die Idee der kosmischen Allverbundenheit: Im fünften Kapitel lernen Sie, die Wunder des Lebens neu zu sehen. Alles hängt zusammen. Im Sinne der Chaostheorie bedeutet das: Wenn ein Schmetterling einen Tornado auslösen kann, können Sie mit einem Mausklick einen Sturm der Liebe entfachen!

Diese alten Ideen sind doch ziemlich gut. Immerhin kommen sie ganz tief aus unserem Innersten, spiegeln Urbedürfnisse wider, die seit jeher in uns Menschen schlummern. Mit dem richtigen Mindset – mit Digital Detox – können wir diese Sehnsüchte erfüllen. Wir können das meditative Lebensgefühl, das immer mehr Menschen für sich entdecken, in die digitale Welt bringen und der im Internet zelebrierten Oberfläche eine neue Tiefe, der digitalen Hektik eine neue Ruhe entgegensetzen. Mit Digital Detox können sich unsere Seelen wieder berühren.

Überhaupt, der Zeitgeist. In den 2020er-Jahren zu leben heißt: online Yoga machen, aber sich während der Endentspannung nicht durch eine SMS stören lassen. Es heißt: endlich zu verstehen, wie man Smartphones nutzt – entspannt, gelassen. Der Zeitgeist ist geprägt von einem unbeirrbaren Willen, Gegensätze zu überwinden und Paradoxien auszuhebeln; gezeichnet von der Sehnsucht, im Fake-Zeitalter eine tiefere Wahrheit zu finden; motiviert von der Sinnsuche, deren Grundfrage lautet: Wie kann man in einer digitalisierten Welt Erfüllung finden? Vor allem wird der Zeitgeist durch eines definiert: sein unumstößliches Verlangen nach spiritueller Rückbindung. Denn wir sind dabei, vieles zu verlieren: den Bezug zu uns selbst, zu anderen, zur Natur. Wir verlieren unsere Intuition und schöpfen das Potenzial unseres Geistes nicht aus, sodass es verkümmert. Wir verlieren den Frieden, die Ruhe, das Glück. Das alles tun wir uns selbst an – niemand zwingt uns dazu, den ganzen Tag in technische Geräte zu starren. Wir selbst sind es, die zulassen, dass wir nach ihnen süchtig werden, die sich von ihnen unsere Zeit stehlen lassen. Tag für Tag, Stunde um Stunde. Was kann wertvoller sein als Lebenszeit? Sie ist ein Geschenk. Wir aber treten es mit Füßen. Wir haben alte, friedliche Rituale verloren: die Mittagsruhe, die Abendruhe. Und wer ruht noch am siebten Tag? Die Geschäfte mögen geschlossen sein, doch wir shoppen online weiter. Ruhe ist ein ungewohnter Fremdzustand geworden. Verrückt, oder? Während wir unsere Laptops zumindest nachts noch in den Ruhezustand schicken, liegen wir selbst oft wach, weil unsere Gedanken nicht mehr stillstehen können – wie paradox! Wir sind zu Gehetzten, Getriebenen geworden. Doch da erklingt sie wieder, die Stimme, die uns sagt: Kehr um. Kehr um zu einem wahrhaft sinnstiftenden Leben. Kehr um zu einem ruhigen Geist. Kehr um zur inneren Erfüllung, zu einem weiten, warmen, liebenden, empfangenden Herzen. Kehr um ins Hier und Jetzt.

Werden Sie gleich heute digital achtsam

Es ist gut, wenn Sie diese innere Stimme wahrnehmen. Wenn Sie auf Ihre Intuition hören, die Ihnen sagt, dass Ihnen Ihre derzeitige Mediennutzung nicht guttut – ja dass eine pervertierte, exzessive Smartphonenutzung uns allen als Kollektiv schadet. Sie wissen es selbst. Sie spüren es. Sie haben dieses Gefühl vielleicht immer wieder verdrängt, sich durch noch mehr Handynutzung abgelenkt, gehofft, dass es mit ein paar Klicks verschwindet. Aber dann war es wieder da. Es ist da. Es warnt Sie und hat Sie dazu gebracht, genau jetzt dieses Buch in Händen zu halten. Warum? Weil Ihr Gefühl nur das Beste für Sie will: Ihr Glück.

Fangen Sie gleich heute damit an, digital achtsam zu werden. Es bringt Ihnen so viel. Den Unterschied werden Sie selbst spüren. Nutzen Sie fortan Ihr Smartphone ausschließlich so, dass es Ihnen guttut. Das ist dringend notwendig, denn ohne Internet geht es heute kaum mehr. Schauen wir uns um und auf die Zahlen: Fast die Hälfte der Weltbevölkerung, und damit derzeit 3,5 Milliarden Menschen, besitzen ein Smartphone. Im Schnitt verbringen wir allein am Handy täglich drei Stunden. Nehmen wir alle anderen digitalen Geräte mit dazu – Rechner, Tablet –, sind es zwischen fünf und acht Stunden, die wir jeden Tag online sind. Dabei verschwimmt die Grenze zwischen online und offline zusehends. Wenn es aber nicht mehr ohne geht, dann brauchen wir ein neues »mit«. Digital Detox zeigt den Weg für diese neue Symbiose auf.

Lassen Sie uns die digitale Achtsamkeit gleich jetzt üben, denn dies ist immer und überall möglich, sobald Sie online gehen.

Einstellungen ändern

Überprüfen Sie Ihre Bildschirmzeit und verändern Sie buchstäblich Ihre »Einstellung« zum Handy – entdecken Sie diese Funktion für sich, um Ihr Smartphone zu personalisieren und Ihrem individuellen Bedürfnis nach mehr Frieden anzupassen.

Wenn Sie ein iPhone besitzen, gehen Sie hierfür also in die Einstellungen, tippen Sie auf »Bildschirmzeit«, dann auf »Alle Aktivitäten anzeigen«.

Bei Android kommt es darauf an, von welchem Hersteller Ihr Telefon ist. Die Funktion heißt entweder »Digital Wellbeing«, »Digitales Wohlbefinden« oder »Digital Balance«, lässt sich aber ebenfalls leicht in den Einstellungen finden, wo Sie Ihre Daten einsehen können.

Wie lange sind Sie täglich online? Womit verbringen Sie die meiste Zeit? War Ihnen das bewusst?

Fragen Sie sich, ob diese Stunden am Smartphone einen persönlichen Gewinn darstellen: Fühlen Sie sich gut, nachdem Sie täglich so lange online waren?

Zur besseren Kontrolle der Bildschirmzeit helfen feste Auszeiten, Focus-Modus (siehe unten) und Zeitlimits. Auch das geht über die Einstellungen:

Tippen Sie beim iPhone auf »Bildschirmzeit«, dann »Auszeit«: Hier können Sie eine Ruhephase festlegen, während der nur von Ihnen definierte Kontakte und Apps zur Verfügung stehen. Diese können Sie »Immer erlauben«. Ich empfehle diese feste Erholungspause täglich für mindestens zehn Stunden, zum Beispiel von 22 bis 8 Uhr – als eine Art digitales Intervallfasten.

Die iPhone-Funktion »Focus-Modus« (ab iOS 15) bietet zudem die Möglichkeit, zwischen unterschiedlichen Status (»Arbeiten«, »Fahren«, »Nicht stören«, »Schlafen«, »Zeit für mich«) zu wählen sowie einen eigenen Status zu definieren: Konfigurieren Sie diesen ganz nach Ihren Bedürfnissen, bestimmen Sie, wer Sie im jeweiligen Modus erreichen kann und wer nicht – und genießen Sie es, ungestört zu bleiben.

Limitieren Sie auch Mails und Nachrichten sowie Ihre Social-Media-Apps wie Instagram, Facebook, Twitter et cetera auf eine Zeitspanne von 15 Minuten täglich. Tippen Sie in den Einstellungen auf »Bildschirmzeit«, dann »App-Limits«.

Bei Android-Geräten sind hierfür die Unterpunkte »Schlafenszeitmodus« beziehungsweise »Diagramm« oder »Timer stellen« relevant.

Kleine Challenge: Wenn der Hinweis »Sie haben Ihr Limit erreicht« kommt, ignorieren Sie diesen nicht, sondern akzeptieren Sie, dass es für heute wirklich genug ist.

Freuen Sie sich über Ihre gewonnene Lebenszeit. Schreiben Sie sich drei analoge Tätigkeiten auf, die Sie zutiefst glücklich machen, und versuchen Sie, Ihre Zeit zukünftig darin zu investieren.

Haben Sie keine Angst vor Langeweile, denn diese macht kreativ: Vielleicht fällt Ihnen während des Nichtstuns die Idee zu einem Roman oder die Melodie für einen Song ein?

Haben Sie kein schlechtes Gewissen, wenn Sie die Seele einfach baumeln lassen, sondern freuen Sie sich darauf, was passiert.

Denken Sie zurück an die Geschichte mit den Außerirdischen. »Alien« heißt Fremder. Um uns nicht von uns selbst und voneinander zu entfremden, müssen wir im Gedankenspiel einmal selbst zu diesem Alien werden, in ein Raumschiff steigen und uns »von außen« beobachten. Die achtsame Beobachtung des eigenen digitalen Verhaltens macht uns destruktive Verhaltensweisen bewusst und führt zu einer gesunden Art des Onlineseins. Das neue Bewusstsein – wir müssen es uns selbst schenken.

Ihr ganzes Dasein wird sich dadurch verändern: Mit Digital Detox verpassen Sie Ihr Leben nicht mehr, sondern erfahren es tagtäglich neu als einzigartiges Wunder, als Geschenk; endlich leben Sie Ihr Leben wieder so, wie Sie es sich eigentlich wünschen: bedeutungsvoll. Sie werden mehr Ruhe, Frieden und Glück empfinden. Sie werden Ihrem Leben eine neue Tiefe und Sinnhaftigkeit geben. Sie werden es intensiver spüren und in all seiner Fülle ausschöpfen. Sie werden, das ist das Thema des letzten Kapitels, präsenter sein und sich wahrhaft mit der Welt verbinden – und damit den Wunsch Ihrer Seele nach Ganzheit erfüllen. Vor allem ist Digital Detox auch heilsam.

Lösen Sie sich vom Suchtverhalten

Digital Detox heilt eine der größten Krankheiten unserer Zeit: die Smartphonesucht. Sie ist eine globale Pandemie, die immer mehr um sich greift. Es ist an der Zeit, diese Sucht ernst zu nehmen, denn viel zu oft wird sie noch bagatellisiert und abgetan als bloße, leicht in den Griff zu bekommende Spielerei. Das ist fatal, denn die Wahrheit ist: Wer sein Handy nicht mehr weglegen kann, ist krank. Und da immer mehr Menschen vom Smartphone abhängig sind, können wir ohne Übertreibung sagen: Die digitalisierte Gesellschaft hat das größte kollektive Suchtproblem aller Zeiten. Aller Warnungen zum Trotz haben wir das Ausmaß der Folgeschäden noch immer nicht begriffen. Gesellschaftliche Auswirkungen zeigen sich oft erst Jahre später, doch bereits jetzt lassen sich die Schäden nicht mehr leugnen. Es gibt bereits eine junge Generation, die nach ihrer smartphonebedingten negativen Körperhaltung benannt ist: die sogenannte »Generation Kopf unten«; für sie ist Scrollen, Tippen und Wischen quasi ein Dauerzustand. Nicht ohne Grund aber heißt es, man solle den Kopf nicht hängen lassen – denn Glück, wahres Glück, sucht man auf Bildschirmen vergeblich.

Daher brauchen wir dringend ein neues Problembewusstsein: Noch nie war die psychische Gesundheit einer ganzen Gesellschaft so gefährdet wie jetzt. Noch niemals zuvor hat eine Technologie eine derart destruktive Auswirkung auf die Massen gehabt. E-Mails, SMS, Push-Nachrichten, Eilmeldungen, Tweets, Posts – digitale Medien überfordern uns permanent, soziale Medien stürzen immer mehr Menschen in seelische Verzweiflung. Es darf nicht sein, dass Stress unser Normalzustand ist, denn

Stress macht krank. Die tägliche Dosis an digitalem Gift macht krank. Das spüren immer mehr Menschen, die sich danach sehnen, diesem Kreislauf zu entkommen. Wenn wir so weitermachen wie bisher und nicht aufhören, Handys in der derzeitigen unreflektierten Art zu nutzen, das Internet unaufhörlich und ungefiltert zu konsumieren, werden immer mehr Menschen an Internetsucht erkranken. Wir halten uns buchstäblich an unseren Handys fest: Fast immer sind sie griffbereit, aber mehr noch – ein Leben, auch nur wenige Stunden ohne ein Smartphone, das ist für viele nicht mehr vorstellbar. So sind wir völlig unfrei, Gefangene unserer Telefone, an die wir uns zwanghaft klammern. Im Zen-Buddhismus spricht man von »Anhaftungen« und meint damit das, was man nicht loslassen kann. Das können Dinge sein, Gefühle oder Erinnerungen. Das Handy ist derzeit die wohl dominanteste kollektive Anhaftung überhaupt. Um uns davon zu befreien, müssen wir umdenken – und loslassen. Jetzt.

Dazu die folgende Achtsamkeitsübung.

Das Smartphone loslassen

Wie fixiert sind Sie auf Ihr Smartphone? Wie viel Raum nimmt es in Ihrem Bewusstsein ein? Wie sehr besetzt es Ihren Geist?

Nehmen Sie sich Zeit, um sich darüber klar zu werden.

Machen Sie sich bewusst, wie eng Ihre »Beziehung« zu Ihrem Handy ist. Welche Gefühle Sie damit verbinden: Vermissen Sie es, wenn es nicht da ist? Verfluchen Sie es, weil es Sie stresst? Sind Sie abhängig von der Aufmerksamkeit, die es Ihnen verspricht?

Werden Sie sich gewahr, wie unfrei Sie aufgrund dieser Fixierung sind. Wie viel befreiter Sie ohne diese Anhaftung wären.

Und nun versuchen Sie sich im Loslassen:

Schalten Sie Ihr Handy für mindestens eine Stunde ganz aus. Beobachten Sie, wie oft Sie daran denken.

Nehmen Sie diesen Gedanken mit Abstand wahr. Statt »Ich denke an mein Handy« sagen Sie sich innerlich: »Ich beobachte den Gedanken an mein Handy.« So distanzieren Sie sich von der Anhaftung.

Identifizieren Sie sich nicht mit diesem Gedanken – und nicht mit Ihrem Smartphone –, sondern sagen Sie sich: »Ich bin nicht dieser Gedanke. Ich bin mehr als das.«

Bewerten und verurteilen Sie nicht. Sagen Sie sich innerlich: »Der Gedanke an mein Handy ist weder gut noch schlecht. Er ist einfach nur da. Er geht vorbei.«

Zusammengefasst können Sie sich sagen: »Ich beobachte den Gedanken an mein Handy. Er ist weder gut noch schlecht. Er ist einfach nur da. Er geht vorbei. Ich bin nicht dieser Gedanke. Ich bin mehr als das.«

Wenn Sie das nächste Mal offline gehen und den Impuls verspüren, Ihr Smartphone in die Hand zu nehmen, machen Sie diese Übung. Sie werden sehen, dass Sie diesem spontanen Drang nicht nachgeben, sondern sich stattdessen selbst liebevolle Aufmerksamkeit schenken und in einem friedlichen Zustand der Achtsamkeit verweilen.

Befreien Sie sich selbst

Wie kann man wirklich leben – und trotzdem online sein? Sehnen wir uns nicht alle danach, das Hier und Jetzt zurückzuerobern, und trotzdem jederzeit das Smartphone selbstbestimmt nutzen zu können? Mit Digital Detox ist das möglich. Digital Detox ist ein achtsamer Lifestyle, der die Digitalisierung nicht radikal verneint, sondern behutsam bejaht. Digital Detox stellt sich der globalen Konnektivität, die ein unaufhaltsamer Trend ist, an dem niemand vorbeikommt, und bietet eine heilsame Lösung für die derzeitigen Probleme an. Digital Detox akzeptiert die globale Vernetzung, stellt aber Bedingungen an sie. Digital Detox fordert von der Digitalisierung das gesunde Maß, die Besinnung ein. Digital Detox ist das Mindset der Stunde, weil es Folgendes ermöglicht: Indem wir bewusst online sind, können wir uns die digitale Welt so machen, wie sie uns gefällt. Denn das, was wir gerade wie im Rausch und unachtsam machen – tippen, klicken, googeln, twittern –, können wir besser, reflektierter. Indem wir die modernen Technologien achtsam und in unserem eigenen Sinne nutzen, befreien wir uns selbst von ihrem gefährlichen Bann. Das müssen wir auch, denn kein anderer wird uns retten. Dem Internet ist unsere Seele egal, wir müssen daher behutsam auf sie achtgeben. Das können wir, indem wir uns gegenüber der Digitalität selbst ermächtigen. Empowerment ist angesagt – auch gegenüber unseren Smartphones. Ja, der Ruf nach selbstbestimmter Vernetzung, nach digitaler Entgiftung, wird lauter und lauter. Mögen sich diese vielen Stimmen zu einem wunderschönen Lied vereinen und die Welt wieder in all ihrer Harmonie zum Klingen bringen. Wir sind bereit umzukehren, zurück zu wahrer Verbundenheit, die tiefer wurzelt und höher greift. Zurück zu spiritueller Einheit. Denn all die digitale Konnektivität ist sinnlos, wenn wir dafür den Preis der seelischen Zersplitterung bezahlen.

Digital Detox beendet somit die technologieverursachte Überforderung der Seele und lässt uns wieder im Gleichklang mit der Welt schwingen. Schwingung – dieses Wort ist zentral. Es ist ein Begriff aus der Psychologie und meint unsere Fähigkeit, uns emotional auf andere einstimmen, mit der Welt mitfühlen zu können. Mitschwingen ist die Voraussetzung für Empathie. Smartphones aber gefährden unsere Schwingungsfähigkeit und versetzen uns in eine kollektive Starre. Wir verlieren das Mitgefühl, verlieren den Bezug zu uns selbst, zu anderen und zur Welt.

Denken Sie, anstatt zu googeln

Die Digitalisierung hat alles verändert, auch unser Gehirn. Das Gehirn von Milliarden Menschen weltweit. Eine solche kollektive Veränderung des Gehirns bewirkt natürlich auch eine Veränderung des Kollektivs an sich und hat Auswirkungen auf die Gesellschaft als Ganzes, auf unser Miteinander. Zurückzuführen ist diese Veränderung auf die Neuroplastizität des Gehirns. Unser Gehirn, das faszinierendste aller Organe, besitzt etwa 90 Milliarden Nervenzellen, die miteinander verknüpft sind. Neuroplastizität bedeutet, dass sich unser Gehirn unserer individuellen Nutzungsweise durch immer neue Aktivierungen von Verknüpfungen anpasst. Es kann das, was wir ihm beibringen. So lernen wir, so entwickeln wir uns weiter – eigentlich. Denn anstatt unsere Intelligenz und unsere empathische Schwingungsfähigkeit zu trainieren, anstatt die nächste Bewusstseinsstufe zu zünden, lehnen wir uns bequem zurück und lassen unsere Nervenzellen verkümmern. Eine unachtsame Smartphonenutzung entspricht dieser fatalen Nutzungsweise, dieser fahrlässigen Unterforderung unseres Gehirns, das unser Tor zur Welt, zu uns selbst, zu anderen und auch zu Gott ist! Wer googelt und nicht selbst denkt, wer nicht seiner Intuition vertraut, sondern digitalen Suchergebnissen, wer die echte Nähe zu Menschen scheut und die anonyme virtuelle Begegnung vorzieht, der lässt zu, dass sich sein Gehirn zurückbildet. Es schrumpft regelrecht.

So hat man bei Londoner Taxifahrern festgestellt, dass sich der Hippocampus – das Teilgebiet des Gehirns, das für die Gedächtnisleistung zuständig ist – zurückbildet, sobald sie sich auf das Navigationssystem verlassen und nicht mehr auf die auswendig gelernte Straßenkarte in ihrem Kopf zurückgreifen. Diese kleine Anekdote ist ein Weckruf für uns alle. Londoner Taxfahrer sind eigentlich Genies! Sie müssen bis zur schwierigen Prüfung, genannt »The Knowledge« (das Wissen), zig Wege auswendig können und trainieren ihr Gedächtnis maximal. Doch die Technik verführt, und wir, die wir ebenfalls Genies sein könnten, lehnen das Geniale zugunsten der digitalen Bequemlichkeit ab. Wir verirren und verlieren uns in permanenter Ablenkung. Die Aufmerksamkeitsspanne eines durchschnittlichen Internet-Users liegt bei gerade noch fünf Sekunden und damit unter der eines Goldfischs.

Um Ihr Gehirn zu trainieren, können Sie jederzeit die folgende Übung machen: Denken Sie, anstatt zu googeln!

🔔 Vertrauen Sie Ihrem inneren GPS

Geben Sie sich ein paar Minuten Zeit, um nachzudenken, wenn Sie auf etwas nicht sofort kommen. Wenn Sie irgendwohin müssen, vertrauen Sie nicht nur blind auf Ihr Navigationssystem, sondern machen Sie sich vorab auf einer Karte mit der Route vertraut. Auch die letzten Meter zu Fuß, zum Beispiel von der U-Bahn-Station zur Partylocation, schaffen Sie meistens ohne digitalen Helfer. Probieren Sie es aus!

Durch das übermäßige Nutzen digitaler Hilfsgeräte leiden jedoch nicht nur Gedächtnisleistung und Orientierungssinn, sondern auch unsere Fähigkeit, zu lieben und Empathie zu empfinden. Unsere seelische Konnektivität geht verloren und damit unser wertvollstes Gut. Denn es ist das Mitgefühl, das uns soziale Wesen zusammentreibt, die Liebe, die uns am Leben hält. Die Liebe, dieser göttliche Funke, ist es auch, die unserem Leben Sinn einhaucht.

Es besteht kein Zweifel: Die digitale Vernetzung hat negative Auswirkungen auf die neuronale Vernetzung unseres Gehirns. Die neuronalen Schaltkreise, die für Stress zuständig sind, werden aktiviert und die Schaltkreise, die für Ruhe, Konzentration und Mitgefühl zuständig sind, degenerieren. Das macht uns krank und einsam – dies ist das kollektive Leid unserer Zeit. Die moderne digitale Einsamkeit quält uns. Mit Digital Detox können wir unser Gehirn und damit unser Leben wieder positiv verändern. Mit ihr vernetzen wir unser Gehirn neu und ersetzen die negativen neuronalen Schaltkreise durch heilsame, empathische neuronale Netzwerke. Sie werden dadurch Glück, Frieden und wahre Verbundenheit spüren, die Sie zutiefst erfüllen. Mit den Achtsamkeitsübungen in diesem Buch gehen Sie mehr als nur bewusst online: Sie entfalten das volle Vernetzungspotenzial Ihres Gehirns.

Schwingen Sie sich auf ein neues Leben ein

So treten Sie ein in eine neue, ursprüngliche, liebende Beziehung mit der Welt. Nur wer miteinander schwingt, fühlt sich wahrhaftig verbunden. Nutzen Sie Ihr einzigartiges Gehirn, um in diese heilsame gegenseitige Schwingung zu kommen. Beziehungsfähigkeit ist Schwingungsfähigkeit, und diese hat ihren Ursprung in den entsprechenden neuronalen Schaltkreisen. Mit Digital Detox gelingt uns der Bewusstseinssprung hin zu einer höheren empathischen Frequenz, auf der wir harmonisch miteinander schwingen und uns seelisch verbunden fühlen. Mit Digital Detox bilden wir neuronale Schaltkreise der Empathie neu aus. Dieses neue Mitgefühl bringt uns allen Heilung und ermöglicht die soziale, emotionale, spirituelle Konnektivität, nach der wir uns sehnen. Denn alles ist Schwingung, so wie wir spirituelle, schwingende Wesen sind, und wenn wir verstanden haben, welch unendliches Potenzial in dieser Schwingungsfähigkeit liegt, können wir unser Leben verändern, indem wir unsere Schwingung verändern. Digital Detox beschwingt buchstäblich unser Leben: Es lässt uns mutiger denken, tiefer fühlen und höher schwingen.

Es ist an der Zeit, dass wir das erkennen. Nachdem die Digitalisierung nun schon seit Jahrzehnten fortschreitet und wir noch immer an unseren Handys hängen wie Babys an der Nabelschnur, könnten wir auch einfach sagen: Es ist an der Zeit, erwachsen zu werden, uns digital abzunabeln und das Smartphone unaufgeregter, selbstverständlicher und – bewusster zu benutzen. Am Ende ist es nur eine Maschine.

Wir sollten innerhalb einer digitalisierten Welt endlich zur Reife gelangen – und genau das können Sie tagtäglich in kleinen Schritten einüben.

🔔 Smartphone allein zu Haus

Erinnern Sie sich daran, wie Sie das erste Mal als Kind allein zum Bäcker gegangen sind und wie stolz Sie waren, dass Sie das geschafft haben? Holen Sie sich dieses Gefühl der Selbstständigkeit wieder zurück! Wann sind Sie zuletzt ohne Smartphone aus dem Haus gegangen? Lassen Sie es das nächste Mal, wenn Sie zum Briefkasten oder Einkaufen gehen, einfach zu Hause.

Wie fühlt sich das an? Ist es nicht ein gutes Gefühl, die kleinen Schritte des Alltags wieder vollkommen autonom zu machen? Sie brauchen Ihr Handy dafür nicht! Führen Sie stattdessen das, was Sie tun, mit Achtsamkeit aus: Suchen Sie die Äpfel im Supermarkt achtsam aus. Werfen Sie den Brief achtsam ein. So werden die kleinen Dinge zur Hauptsache – und Sie machen Sie nicht mehr nur nebenbei, während Ihr Hauptfokus dem Handy gilt.

Atmen Sie den digitalen Stress weg

Die Digitalisierung betrifft unsere gesamte Existenz und somit stellt sich in einer von Konnektivität geprägten Kultur eine existenzielle Frage: Wie können wir in einer digitalisierten Welt sinnvoll leben? Es geht um nichts Geringeres als die Frage, wie wir bei all den Bits und Bytes, Klicks und Likes unsere ureigene Bestimmung finden. Wie wir seelisch lebendig bleiben. So wie Ein- und Ausatmen zusammengehören, so gehören Ein- und Ausschalten von Handy, Computer und Co. zusammen. Digital Detox erlaubt es uns, inmitten der digitalisierten Überreizung wieder tiefer zu atmen, die digitale Hektik wegzuatmen und damit eine neue Balance zwischen online und offline zu erschaffen, die für uns alle heilsam ist. Digital Detox soll so selbstverständlich sein wie das Atmen. So wie wir unseren Geist in der Meditation bewusst auf unsere Atmung lenken, um ihn zu beruhigen, so beruhigt sich auch unsere Seele, wenn wir bewusst an- und ausschalten.

Es ist ganz einfach – mit dieser Achtsamkeitsübung, die Sie am besten ab jetzt verinnerlichen, wann immer Sie online sind.

🔔 Digitalen Stress wegatmen

Wann immer Sie digitalen Stress spüren – durch zu viele Mails, entgangene Anrufe oder unbeantwortete Nachrichten –, lenken Sie Ihre Aufmerksamkeit auf Ihren Atem. Vielleicht haben Sie diesen vor lauter Hektik sogar angehalten. Schenken Sie ihm nun für wenige Augenblicke Ihre Aufmerksamkeit.

Atmen Sie tief ein.
Lange aus.

Tief ein.
Lange aus.

Tief ein.
Lange aus.

Stellen Sie sich Ihren Stress als Wellen im Meer vor und malen Sie sich im Geiste aus, wie Ihr Atem diese Wellen beruhigt, die Wogen glättet. Fahren Sie dann in dieser neuen Ruhe mit Ihrer Tätigkeit fort.

Sie können diese kleine Übung so oft durchführen, wie Sie es brauchen. Digitale Achtsamkeit wirkt – auch in wenigen Atemzügen.

Richten Sie den Blick nach innen

Digital Detox stellt sich der Realität einer vernetzten Welt – und ihren Sehnsüchten. Denn wenn der regelmäßige, häufige Blick aufs Smartphone zum modernen Leben gehört, geht damit eine seelische Sehnsucht nach einem Gesehenwerden einher, die erhört werden muss. Digital Detox erinnert daran, dass wir den Blick weniger auf die Bildschirme als vielmehr nach innen richten müssen, um unserer Seele das zu geben, was sie online sucht: wahre Verbundenheit. Nur danach sehnen wir uns, wenn wir alle rund um den Globus ins Internet strömen. Nach dem Gefühl der Zusammengehörigkeit, dem Gefühl der Bejahung, des Gewolltwerdens – kurz: nach Liebe.

Jeder Klick ist ein seelischer Ruf nach anderen Seelen, ein Wunsch, mit anderen empathisch in Resonanz zu treten. Wer ruft, will Antwort, doch derzeit werden wir nur selten erhört. Und wir hören uns selbst nicht mehr, überhören unsere eigene innere Stimme, die uns stets versucht zu leiten. Die Antworten, die uns das Internet gibt – zum Beispiel in Form von Likes – bieten keine Heilung. Sie sind ein kurzfristiger Kick, narzisstischer Lug und Trug. Virtuelle Bestätigung füttert das Ego, das immer gieriger wird. Glücklich aber macht es nicht, im Gegenteil. Die Seele, die aus der Ewigkeit geboren wurde, kann das nicht befriedigen, sie lässt sich nicht durch Unwesentliches täuschen. Wer denkt, in Likes und Followern liege das Lebensziel, der irrt und tut seiner Seele nichts Gutes an. Die Seele will berührt und ergriffen werden, doch es ist einsam geworden in unseren Herzen, einsam in unserer Kultur. Einsam, weil wir den Bezug zu anderen und uns selbst verlieren, und kalt, weil an die Stelle der Herzenswärme eine Kälte der virtuellen Verlorenheit getreten ist. Wir müssen wieder auf unsere Seele hören, denn sie spricht die ganze Zeit zu uns. Wir hören nur nicht zu.

Entgiften Sie und bleiben Sie gesund

Digital Detox ist das Bewusstsein, das uns vor dieser Bezugslosigkeit, Vereinzelung und Entfremdung schützt, weil es die alte Weisheit von Paracelsus, dass nur die Dosis das Gift macht, in die moderne Zeit übersetzt. Digital Detox macht unmissverständlich klar: zu viel Smartphone ist toxisch, in geringen, kontrollierten Dosen aber macht es uns nichts aus. Finden wir also zurück zu diesem gesunden Maß, das viel zu viele Menschen bereits verloren haben – und damit auch das Gespür für das Leben, denn wie soll man es durch einen Bildschirm hindurch fühlen? Ein sinnvolles Leben ist eines, das man mit allen Sinnen spürt. Nur wer das Leben wirklich berührt, es betrachtet, es riecht, schmeckt, fühlt, es an sich heranlässt, es in sich aufnimmt, wer sich für all seine Schönheit öffnet, der wird auch vom Leben berührt. Wir müssen zurückfinden zu diesem echten Fühlen, zu uns selbst und zueinander. Wahre Verbundenheit ist die Heilung, die wir brauchen. Dringend brauchen.

In vielerlei Hinsicht ist die Welt, sind wir, ist unsere Seele digital vergiftet. Jede Individualseele hat ihre ganz eigene Tragik, doch die Kollektivseele erlebt derzeit eine Massentragödie. Die permanente Onlinepräsenz hat zur Folge, dass wir eben *nicht* mehr gegenwärtig sind. Wir sind nie mehr ganz da, immer abgelenkt, wie weggetreten. Durch unsere eigene Welt wandeln wir wie Fremde und es wird emotional kälter, denn in sozialen Netzwerken, wo der narzisstische Konkurrenzkampf tobt, ist nur wenig Platz für warmes Mitgefühl. Die digitale Einsamkeit grassiert und wir müssen aufwachen, um ihr gesamtes zerstörerisches Ausmaß zu erkennen. Die seelischen Folgeschäden der Digitalisierung dürfen nicht unterschätzt werden: Immer mehr Studien belegen den Zusammenhang zwischen intensiver Handynutzung und psychischen Krankheiten. Die Depressionsraten steigen, auch die Suizidalität nimmt zu. Die Weltgesundheitsorganisation hat Computerspielsucht als Krankheit aufgenommen. Die digitale Welt ist krank; der Begriff »Weltschmerz« hat durch die Digitalisierung eine völlig neue Dimension erlangt.

Denn woran die Welt derzeit mitunter am meisten leidet, ist genau diese digitale Vergiftung.

Lassen Sie sich nicht stressen

Wir wissen aus der Forschung, dass die Krankheit Depression durch ein komplexes Zusammenspiel von genetischer Veranlagung und umweltbedingten Ursachen entsteht. Nicht nur unsere Gene entscheiden darüber, ob wir an einer Depression erkranken, sondern in gleichem Maße auch die äußeren Einflüsse wie zum Beispiel chronischer Stress oder akute seelische Belastungen. Dies wird von Fachleuten als »Gene-Environment Interaction«, Gen-Umwelt-Wechselwirkung, bezeichnet. Prinzipiell kann also jeder Mensch an einer Depression erkranken. Sie ist, entgegen gängiger, leider immer noch bestehender Vorurteile, keine Charakterschwäche und nichts, das sich mit einem »Zusammenreißen« überwinden lässt. Bei einer Depression gerät die hochkomplexe Gehirnchemie unserer Nervenzellen aus dem Gleichgewicht. Die Folge ist eine Veränderung der neuronalen Verknüpfungen, also der Konnektivität. Einer der wichtigsten umweltbedingten Auslöser hierfür ist Stress. Der enorme Anstieg an Depressionen lässt sich unmittelbar auf den durch Smartphones ausgelösten Stress zurückführen. Wir sind tagtäglich stundenlang online, werden durch Mails, Nachrichten und Tweets bombardiert, sind einer permanenten Überforderung und Reizüberflutung ausgesetzt. Für viele bedeutet das den unerträglichen Druck, innerhalb eines schonungslosen Vergleichskampfes zu bestehen, und einem oft unfreundlichen Milieu, verletzenden Kommentaren, Beleidigungen und Erniedrigungen ausgesetzt zu sein. Die Folge ist, dass vermehrt das Stresshormon Cortisol ausgeschüttet wird.

Was macht das Internet mit unserer Seele? Diese Frage müssen wir uns stellen und entsprechend handeln. Denn das Internet kann, wenn wir uns nicht durch Resilienztraining dagegen wappnen, emotional so viel anrichten, dass unsere psychische Gesundheit massiv gefährdet ist. Immerhin tobt im Internet eine weitere Stufe des Evolutionskampfs: Es entsteht eine neue Art, die des *Influencers* (hier als Sammelbegriff für alle auf sozialen Netzwerken erfolgreichen Menschen gemeint), und wir beobachten eine harte neue Selektion, bei der die am meist »gelikten« mit den meisten Followern überleben (»Survival of the most liked«). Die auf Rankings basierte Onlinewelt ist erbarmungslos und sie verdrängt die bedingungslose Liebe, die einzige Form der Liebe, die unseren Schmerz der Einsamkeit heilen kann. Fragen Sie sich selbst: Bestellen Sie online noch etwas, das keine Fünf-Sterne-Bewertung hat? Und hat sich diese »Wenn es mir nicht passt, schicke ich es halt zurück«-Einstellung nicht schon in uns allen eingeprägt? Übertragen wir sie nicht schon längst auf unsere Mitmenschen? Wir sind aber keine Konsumprodukte, wir können einander nicht bewerten wie eine Kaffeemaschine, wir können uns gegenseitig nicht retournieren. Wir verlernen die Akzeptanz des Unperfekten, Menschlichen, der Fehlbarkeit. Bedingungslos geliebt zu werden heißt, sich nicht beweisen zu müssen, einfach nur da sein zu dürfen, genug zu sein, so wie man ist, angenommen zu werden ohne Wenn und Aber. Social Media – und inzwischen ist die Hälfte der Weltbevölkerung in sozialen Netzwerken aktiv – kultiviert das Gegenteil: Wer nicht perfekt im Sinne der Algorithmen performt, der wird abgewertet und mit weniger Beachtung bestraft. Evolutionsbiologisch gesehen ist das nichts Geringeres als ein Überlebenskampf. Wer aber soll das bitte dauerhaft aushalten?

Triggern Sie nicht den Notfallmodus

Stress ist zu unserem Grundzustand geworden und unser neuroplastisches Gehirn hat sich entsprechend vernetzt: Die Stressneuronen verdrängen Netzwerke des Glücks. Damit aber sind wir nicht länger im Lebensmodus – sondern im Überlebensmodus. Evolutionsbiologisch ist dieser Modus durchaus wichtig. Der Steinzeitmensch hatte, wenn ihm ein Säbelzahntiger begegnete, drei Möglichkeiten: Er konnte mit dem Tier kämpfen, vor ihm fliehen oder sich totstellen. Gerade dieses Erstarren hat in der modernen Gesellschaft Hochkonjunktur, denn Kämpfen oder Fliehen ist im Großstadtdschungel natürlich schlechter möglich als im Urwald. Während dieser »Fight-Flight-Freeze«-Reaktion wird unmittelbar Adrenalin freigesetzt, das Herz schlägt schneller, die Atmung beschleunigt sich ebenfalls. Kurzzeitig ist das sinnvoll und gut, auf Dauer aber ist das schädlich. Wenn wir Stress haben, geht in unserem Körper regelrecht eine chemische Bombe hoch. Die Unmengen an Energie, die dadurch freigesetzt werden, um möglichst schnell wegzulaufen oder möglichst effizient anzugreifen, sind nur für den Notfall gedacht. Unser Gehirn kann nicht mehr ruhig und rational denken. Auch das Immunsystem wird kurzzeitig aktiviert, um uns vor Gefahren zu schützen, doch bei Dauerstress leidet es und die Abwehrkräfte sinken. Niemand hält Dauerstress ohne gesundheitliche Folgen aus.

Kein Mensch erträgt das Gefühl einer dauerhaften Bedrohung. Smartphones aber versetzen uns in permanente Alarmbereitschaft. Immer kann irgendetwas passieren. Immer kann jemand was von uns wollen. Immer können wir abgewertet werden. Dieser Stress brennt sich in uns und unser Gehirn ein und mehr noch: Allein die Assoziation von Stress reicht aus, um Stress zu empfinden. Nur schon der Gedanke daran lässt die Stressneuronen im Gehirn feuern. Es gibt inzwischen wohl kaum jemanden, der noch keine negative Erfahrung mit seinem Smartphone gemacht hat. Ein maßregelnder Anruf vom Chef, eine beleidigende SMS, ein schmerzhafter Kommentar auf Social Media – wir alle haben durch unser Smartphone Verletzungen erfahren, die sich als neuronale Muster in unserem Gehirn manifestiert haben. Sie sind, nachdem Sie online waren, nicht mehr derselbe Mensch, denn jede Erfahrung hinterlässt neuronale Spuren. Das Internet ist zu einem Schmerzraum geworden. Wer einmal sein Postfach geöffnet und eine E-Mail mit einem stressauslösenden Inhalt gelesen hat, wird E-Mails mit Stress verbinden. Junge Menschen, die Cybermobbing erfahren haben und im Internet bloßgestellt werden, sind buchstäblich gebrannte Kinder: Die schmerzhafte Erfahrung brennt sich ins Gehirn ein, setzt sich neuronal fest.

Dieser Mechanismus hat durchaus seine Berechtigung, denn eine schmerzhafte Erinnerung sollte uns prinzipiell davor warnen, zukünftig solche Situationen zu vermeiden. Ja, evolutionsbiologisch betrachtet ist es tatsächlich sinnvoll, dass negative Erfahrungen stärker nachwirken als positive. Es sollte reichen, wenn man sich einmal die Finger verbrannt hat, man braucht diese Erfahrung nicht ein zweites Mal. Doch innerhalb einer digitalisierten Gesellschaft ist es unmöglich, sich Situationen wie dem Öffnen des E-Mail-Accounts zu entziehen. Wir alle schreiben und empfangen E-Mails, twittern, posten, tippen, klicken und wir sind uns nicht zur Genüge bewusst, welche Konsequenzen das für unsere Seele hat. Nicht nur der akute Stress selbst, sondern auch die Erinnerung daran lässt uns leiden. Allein der Gedanke, dass man noch seine Mails checken muss, aktiviert im Gehirn den entsprechenden mit Stress verbundenen neuronalen Schaltkreis.

Durchbrechen Sie den Suchtkreislauf

Das Internet ist für unser Gehirn und damit unsere Seele ein *potenziell* toxisches Umfeld. Die unachtsame, überdosierte Smartphonenutzung ist ein krank machender Umwelteinfluss, der in unserem Gehirn zu drastischen Veränderungen führt. Wir dürfen diesen Faktor nicht unterschätzen, denn er ist dabei, uns alle zu gefährden. Durch den bereits viel zu lange praktizierten unachtsamen Internetkonsum haben wir unser Gehirn auf diesen pathologischen Stress programmiert. Das Gehirn hat sich entsprechend verknüpft und das neuronale Stressnetzwerk ist hyperaktiv. Dabei sind wir zu Süchtigen geworden: Wir sind süchtig nach dem Stress, weil er uns Aufmerksamkeit verspricht. Wir sind süchtig nach Smartphones, weil sie uns *kurzfristig* gute Gefühle machen können. Wir sind süchtig nach Bestätigungsreizen, die uns noch mehr in eine seelische Verunsicherung stürzen und weiter in das narzisstische digitale Milieu hineintreiben. Wir sind süchtig, weil wir es nicht mehr aushalten, nichts zu tun, einfach nur zu sein. Bevor wir nichts spüren, spüren wir lieber etwas, das uns schadet.

Wer auf sein Handy schaut und sieht, dass er auf einen Post viele Likes bekommen hat, empfindet dafür Belohnung. Diese Belohnung ist das Resultat eines chemischen Prozesses. Unser Gehirn schüttet bei Likes und Klicks, aber auch bei der ganz simplen Tatsache, dass jemand durch eine Nachricht oder einen Anruf an einen gedacht hat, das sogenannte Glückshormon Dopamin aus. Dopamin ist ein Neurotransmitter, der sich zunächst richtig gut anfühlt, denn selbst das noch so kleinste Signal deuten wir zunächst als Liebessignal: Wir sind wichtig! Für eine kurze Zeit werden wir dadurch »high«. Wir sind im Stimmungshoch, doch danach kann man – und das ist das Fatale – süchtig werden. Wer einmal diesen virtuellen Dopaminkick verspürt hat, der will ihn schnell wieder fühlen. Und immer wieder. Ein Suchtkreislauf entsteht und auch hier gilt – wie bei der digitalen Depression, die wir als ernstes Krankheitsbild anerkennen müssen –, dass es sich um eine echte Suchterkrankung handelt. Internetsucht ist eine substanzunabhängige Sucht wie beispielsweise die Spielsucht, ja sie kann als extreme Form der Spielsucht gelten. Wir haben zugelassen, dass die multiplen Reize des Internets unser Gehirn derart beeinflussen, dass uns die echte Welt nicht genügt. Wir sind überstimuliert: Wer nur noch die grellen und schnellen Bilder aus dem Internet gewohnt ist, der erträgt die Langsamkeit eines Sonnenuntergangs nicht mehr. Wir können dieses Naturspektakel nicht vorspulen, weiterklicken oder mit einem Filter versehen. Die geballte und gewaltige Naturschönheit ist uns nicht mehr genug. Wir haben die Achtung vor dem Erhabenen verloren. Wir sind anmaßend geworden. Und, wie wir alle wissen: Hochmut kommt vor dem Fall. Wir können diesen Fall aber aufhalten.

Vernetzen Sie Ihr Gehirn neu

Wir müssen und können unser Gehirn neu vernetzen, wenn wir diesem toxischen Umfeld entkommen wollen. Digital Detox ist diese Umprogrammierung unseres Bewusstseins. Es ist die Entgiftung vom toxischem digitalen Mindset, das wir derzeit haben. Alle Übungen in diesem Buch sind darauf ausgerichtet,

Ihr Gehirn von digitalem Stress, Schmerz und Leid zu befreien und hin zu Glück, Frieden und Gelassenheit zu transformieren. Stimmen Sie sich mit Digital Detox auf ein neues Lebensgefühl ein: Aktivieren Sie in sich selbst Liebe und Mitgefühl. Das will unsere Seele. Diese wahre Verbundenheit beginnt in unserem Gehirn. Es ist der Inbegriff der Vernetzung, das größte, genialste Netzwerk überhaupt. Unsere etwa 90 Milliarden Nervenzellen sind derart komplex miteinander vernetzt, dass nicht nur das Internet, sondern (beim derzeitigen Stand der Forschung) sogar das Universum dagegen erblasst. Unser Gehirn ist fundamental auf Vernetzung ausgerichtet – auch auf die Vernetzung mit anderen Gehirnen. Diese Bewusstseinsvernetzungen in Form von Empathie, Liebe, von echten Gefühlen sind es, nach denen wir streben. Nur sie machen uns wirklich glücklich. Nur durch sie treten wir in eine neue, heilsame Resonanz mit der Welt. Nur durch sie heilen wir die Einsamkeit und erleben das Gefühl der Einheit und Ganzheit. Nur durch sie erfahren wir das Leben als tief, wahrhaftig und wesentlich. Nur durch sie spüren wir echte Verbundenheit – spirituelle Verbundenheit.

Wir müssen der digitalen Vernetzung mit einer neuen neuronalen Vernetzung begegnen. Denn – das ist die große Paradoxie unserer Zeit – wenngleich wir Handys nutzen, um miteinander in Kontakt zu treten, verändern digitale Medien unser Gehirn so, dass wir weniger echte Verbundenheit spüren können. Für wahre Verbundenheit brauchen wir all die neuronalen Schaltkreise in unserem Gehirn, die sich derzeit durch Smartphones gefährlich zurückentwickeln. Nur wenn wir lernen, mit dem Internet achtsam umzugehen, können wir das Potenzial unseres Gehirns nutzen und uns verbundener fühlen. Mit Digital Detox schwingen wir uns neu aufeinander ein und schwingen miteinander anstatt gegeneinander oder aneinander vorbei. Wir müssen daher unsere mentalen Fähigkeiten wieder trainieren, mehr noch: sie steigern, damit wir unsere Zukunft sinnhaft gestalten und uns einander tiefer, liebender, ursprünglicher begegnen können. Für unser neuroplastisches Gehirn, das das kann, was wir ihm beibringen, bedeutet das: Use it or lose it! Was wir nicht gebrauchen, geht verloren. Wir aber können mit Digital Detox viel bewahren: Das Vernetzungspotenzial unseres Gehirns voll entfalten und die Verbundenheit spüren, die derzeit bedroht ist. Digital Detox ist die spirituelle Praxis, die unserer Seele das schenkt, was sie braucht: heilsame Ganzheit. Mit Digital Detox gelingt uns dieser Bewusstseinswandel. Wir können unser Gehirn so verändern, dass wir wieder in eine wesentliche Beziehung mit der Welt treten können. Wir können unser Bewusstsein neu konditionieren und es zu einer höheren Stufe emporschwingen. Wir können uns gegenüber den digitalen Medien selbstermächtigen und uns innerhalb einer komplett vernetzten Welt genauso achtsam wie selbstbestimmt bewegen. Wir können online und null gestresst, vernetzt und trotzdem relaxt sein. Mit Digital Detox lernen wir, wie die Technik *uns* stets zu Diensten ist – nämlich immer dann, wenn wir das wollen. Eigentlich sollte das seit jeher selbstverständlich sein.

Lassen Sie sich verzaubern

Die digitale Technologie ist eine moderne Errungenschaft des Menschen, die ursprünglich erschaffen wurde, um unser Leben zu verbessern. Sie ist aber zu jenem Geist geworden, den wir riefen, jedoch nicht mehr loswerden. Es gibt einen Grund, warum Goethe seine berühmte Ballade »Zauber*lehrling*« nannte: Kaum begibt sich der alte Hexenmeister weg, experimentiert sein Zögling mit den magischen Kräften, ruft die Wassermassen hervor – erst ohne Erfolg. Dann gerät die Situation außer Kontrolle, es kommt zur Überschwemmung und erst der Lehrmeister kann schließlich, mit mahnender Autorität, die Geister in ihre Schranken weisen. Im Umgang mit der neuen Technologie sind wir ebenfalls noch Lehrlinge und die »hundert Flüsse« stürzen auch auf uns unkontrolliert ein. Um all die Datenflut kontrollieren zu können, müssen wir jedoch zu Meistern werden. Damit wir die »Magie« der Medien ausschließlich für unser Wohlbefinden nutzen können, brauchen wir neue Zauberformeln – eine neue Methode, die das bereits toxische Potenzial der Digitalisierung zurückverwandelt in heilsame Energie. Wir müssen in die Lehre gehen, einen neuen Heilsweg einschlagen, der die Balance zwischen online und offline aufzeigt. Denn das Internet, Smartphones, Rechner und Tablets sind nicht per se »böse« oder schädlich. Sie sind auch nicht mehr wegzudenken aus einem modernen Leben. Wir benutzen sie nur falsch, wenn sie uns schaden.

Digital Detox ist diese Zauberformel, die beste und einzige Methode, mit der wir uns wirklich gegenüber unseren digitalen Geräten selbstermächtigen und sie wieder so zu nutzen lernen, dass sie uns dienen. Sanft in das tägliche Leben integriert, bis es so selbstverständlich ist wie Zähneputzen, macht Digital Detox einen wesentlichen Unterschied: Wenn Sie selbst erfahren, dass Sie die entscheidenden Wege im Leben ohne Google Maps gehen müssen und es auch können, fängt der Boden unter Ihren Füßen wieder an zu tragen und Sie lassen sich von Ihrem Gefühl leiten. Dieses Gefühl ist es auch, das Sie vor Gefahren warnt. Denn Stress ist vor allem dann schädlich, wenn er nicht kontrollierbar ist. Indem wir aber den digitalen Stress kontrollieren, sind wir sicher. Digital Detox ist ein Heilsweg der Achtsamkeit. Wenn Sie ihn gehen, Schritt für Schritt, werden Sie erfahren, wie einfach sich Stress in Entspannung, Druck in Gelassenheit, Hektik in Ruhe, Unzufriedenheit in Frieden, Traurigkeit in Glück, Sinnlosigkeit in Erfüllung und Einsamkeit in Verbundenheit verwandeln lassen. Dieses Buch hat nur ein Ziel: Sie glücklich zu machen. Es ist mit einer heilsamen Intention geschrieben und soll Ihnen dabei helfen, Ihr ureigenes Glückspotenzial zu entfalten. Die digitalisierte Gesellschaft hat ihr eigenes Glück hinter Accounts, Passwörtern und Postfächern weggeschlossen, die Schönheit des Lebens unter Bits und Bytes vergraben. Wir entfremden uns immer mehr vom Sinn des Lebens, der einzig und allein die Liebe ist. Die Liebe zueinander, die Liebe zur Schöpfung, die Liebe zu allem, was ist, war und jemals sein wird. Es ist, als hätten wir das Schöne, Wahre und Gute wie in einer Schatzkiste weggesperrt, sie weit in der labyrinthischen Tiefe des Internets versteckt, bis sie schließlich nur noch zu einer Erinnerung wird an eine Zeit, in der sich Menschen noch wirklich begegnet sind: von Angesicht zu Angesicht, Herz zu Herz, Seele zu Seele.

Mit einem neuen Bewusstsein haben wir jedoch den Schlüssel, um dieses weggesperrte Glück wieder zu befreien. Wir können die verbindende Liebe, den größten Schatz, den wir haben, gemeinsam wieder heben. Digital Detox lässt Sie tiefer in die Wahrheit der Dinge vordringen, das Wesentliche erkennen und die tiefsten Geheimnisse erahnen. Alles, was wir brauchen, ist in uns selbst angelegt. Alles, was wir suchen, sucht uns schon längst. Das echte Leben ist wunderschön. Es sehnt sich nach Ihnen, so wie Sie sich nach ihm. Umarmen Sie es jetzt.

Holen Sie sich das Wunderbare zurück

Eine individuelle, zugleich auch gesamtgesellschaftliche Umkehr zu wahrer Verbundenheit ist nur durch eine neue, behutsame Integration digitaler Technik in unser aller Leben möglich. Wir brauchen eine neue Bedienungsanleitung. Natürlich können wir alle unsere Handys benutzen; das heißt aber nicht, dass wir sie richtig nutzen. Wer Auto fahren kann, muss noch lange kein guter Fahrer sein. Was unsere Smartphones angeht, sind wir wie unachtsame Autofahrer: Wir übersehen nahezu jedes Warnschild. Es gibt ja auch keine Polizei – allerdings ein inneres Gefängnis, in dem wir längst festsitzen: ein Gefängnis aus Stress, Unkonzentriertheit, Einsamkeit, Traurigkeit, Beziehungslosigkeit, Sinnlosigkeit.

Unser Geist ist unruhig geworden, unsere Seelen sind rastlos, unsere Herzen werden immer leerer. Unsere Intelligenz, eine unserer größten Gaben, regrediert. Damit entfernen wir uns von dem, wozu wir geschaffen wurden, ja beleidigen die Schöpfung. Wir sind auf diese Erde gekommen als intelligente Wesen, als Gottes Ebenbild – und damit ist wohl weniger das körperliche als vielmehr das seelische Ebenbild gemeint. Wir wurden nicht dazu erschaffen, um den ganzen Tag in einen Bildschirm zu starren. Wenn sich unser Leben dem Ende zuneigt, werden wir nicht auf dem Sterbebett liegen und an all die wunderbaren Stunden, die wir mit unserem Smartphone verbracht haben, zurückdenken. Wir werden uns an jene Momente erinnern, in denen wir echte Verbundenheit mit anderen Menschen, der Natur, der Welt, dem Universum, mit Gott gespürt haben. Augenblicke der Liebe. Und wir werden all die verlorenen Tage, Wochen und Monate betrauern, die wir online verschwendet haben. Das Leben ist ein Wunder. Unser Gehirn ist ein Wunder, das wir selbst nie ganz verstehen können. Doch wir können eines wieder lernen: das Wunderbare in unser Leben zurückzuholen. Denn alles Leben ist Wunder. Wir verlangen und suchen nach Gottesbeweisen, dabei müssen wir nur unsere Augen öffnen, *wirklich* öffnen, *wirklich* sehen und erkennen, dass alles schon da ist, das Göttliche, das Wunderbare, der Zauber, die Magie. Wir müssen uns wieder ergreifen lassen von der Schönheit der Welt, die gemacht wurde, um uns zu erfreuen, um uns zu Füßen zu liegen. Wir müssen das Unsichtbare, das uns alle umgibt, die Liebe, wieder sichtbar machen, doch das gelingt uns nur, wenn wir aufwachen und uns unser selbstverletzendes Verhalten wie Schuppen von den Augen fällt. Wir können all das, was wir gerade tun, besser. Wir können es um Welten besser.

Tun Sie sich etwas Gutes

Befreien Sie sich aus dem oben erwähnten, selbst gemachten Gefängnis durch einen neuen inneren Frieden. Digital Detox beruhigt. Flüstern Sie sich selbst, wann immer Sie es brauchen, ein liebevolles »Ssssch« zu und denken Sie dabei, dass diese vier magischen »S« für folgende Schlüsselbegriffe stehen:

Selbstbestimmtheit: Mit Digital Detox bleiben Sie unabhängig und frei von digitalen Zwängen.

Selbstermächtigung: Mit Digital Detox sind Sie nicht nur wieder Herr über Ihr Smartphone, sondern Sie erleben auch eine neue kreative Kraft, die Sie aus Ihrem friedlichen Inneren schöpfen. Sie müssen nicht mehr allen gefallen und anderen folgen, lassen sich nicht länger fremdbestimmt beeinflussen, sondern hören auf Ihre eigene Intuition und gehen Ihren eigenen Weg.

Selbstfürsorge: Mit Digital Detox kümmern Sie sich endlich wieder achtsam um Ihre Seele, Tag für Tag.

Selbstliebe: Mit Digital Detox gehen Sie eine neue liebevolle Verbindung zu sich selbst ein, aus der Großes erwächst: Sie ist die Voraussetzung für eine mitfühlende Gesellschaft, bei der Sie andere so sehr lieben wie sich selbst.

Benutzen Sie diese Schlüsselworte, befreien Sie sich und tun Sie sich etwas Gutes. Mit Digital Detox gelingt Ihnen die Herzensumkehr zu einem solchen neuen Wertesystem mühelos. Wenn wir alle digitalen Geräte stets achtsam, gezielt und ausschließlich zu unserem Besten nutzen, können wir in kürzester Zeit enorme Unterschiede erzielen:

Wir werden gesünder. Wir werden glücklicher. Wir werden empathischer. Wir werden zufriedener. Wir werden erfüllter. Wir werden eins. Denn der Wunsch, eins zu sein, wirklich verbunden zu sein, prägt uns. Er prägt uns seit jeher zutiefst und wird uns immer prägen.

Wir werden auch kreativer und fokussierter. Denn ein achtsamer Geist ist ein ruhiger Geist. Mit Digital Detox können wir online sein, ohne dass wir uns permanent ablenken lassen. Wir bleiben in einem heilsamen geistigen Ruhezustand, der anhält, ja wir können die Augen weit öffnen, damit in einen Bildschirm blicken und trotzdem, ganz im Sinne von »omline«, einen meditativen Grundzustand bewahren. Wir können quasi mit offenen Augen online meditieren. Nichts und niemand darf, soll und kann uns aus der Ruhe bringen, wenn wir digital achtsam werden, sind und bleiben. Das höchste Ziel der Meditation ist die empfundene Einheit von Ich und Welt. Dieses Einheitsgefühl können wir mit Digital Detox erreichen. Denn Digital Detox transformiert unsere Onlinegewohnheiten grundlegend. Die folgende Gegenüberstellung macht diesen Bewusstseinswandel klar und zeigt auch, warum er notwendig ist. Sie sehen hier, was genau Ihnen Digital Detox bringt:

online	omline
unachtsam	achtsam
unbewusst	bewusst
affektstarr	schwingungsfähig
Vereinzelung	Verbundenheit
Zusammenhanglosigkeit	Kohärenz
Ablenkung	Fokus
Sucht	Selbstbestimmung
Zwang	Freiheit
Oberfläche	Tiefe
Quantität	Qualität
Bestätigung	Selbstliebe
Ego	Nächstenliebe
schnelle Befriedigung	langfristiges Glück
Vergnügen	Sinn
Multitasking	Flow
Zerstreuung	Präsenz
Zeitverschwendung	Genuss
Passivität	Aktivität
Vergleich	Einzigartigkeit
Gewohnheit	Intuition
Verlangen	Demut
Gier	Zufriedenheit
Egoismus	Mitgefühl
Neid	Großzügigkeit
Stress	Ruhe
Zerrissenheit	Frieden
Orientierungslosigkeit	Ziel
profan	heilig

Setzen Sie sich ein Ziel

Am Ende dieses Buches werden Sie ein neues Bewusstsein haben. Sie werden sich verbunden fühlen, den großen Zusammenhang aller Dinge erfassen und im harmonischen Gleichklang schwingen. Sie werden sich nicht mehr ablenken lassen, sondern einen neuen Fokus setzen. Sie werden Ihr Smartphone nur noch selbstbestimmt nutzen, die Tiefe, nach der Sie sich sehnen, erreichen und erkennen, dass weniger mehr ist. Sie werden nicht mehr wahllos viele Inhalte konsumieren, sondern gezielt jene, die Ihnen guttun. Sie brauchen keine Bestätigung mehr durch tausend Follower, sondern sind dankbar für die echten Beziehungen, die Sie fortan pflegen. Sie müssen Ihr Ego nicht mehr durch Klicks und Likes füttern, sondern dürfen wahre Nächstenliebe empfangen und weitergeben. Schnelle Befriedigung weicht einem langfristigen, tragenden Glücksgefühl. Sie können der Versuchung des kurzen Vergnügens widerstehen, da Sie einen neuen Sinn finden, der Ihr Leben in leuchtende Farben taucht. Dieser Sinn ergibt sich nicht zuletzt aus dem Flow, den Sie spüren, wenn Sie sich vom Multitasking verabschieden und stattdessen ganz in einer Tätigkeit aufgehen, wieder »im Fluss« sind, wenn alles fließt: Ihre Energie, Ihre Liebe, Ihre Kreativität.

An die Stelle permanenter Zerstreuung rückt absolute Präsenz im Hier und Jetzt. Sie werden das Leben und sich selbst wieder als einzigartiges Wunder erleben. Sie vertrauen wieder auf Ihre Intuition und lassen alte Gewohnheiten und blockierende Glaubenssätze hinter sich. Sie hören auf, sich mit anderen zu vergleichen, nehmen Abschied von der falschen Annahme, Sie bräuchten immer mehr und mehr, sondern Sie entwickeln eine innere Demut und Dankbarkeit für das, was Sie haben – denn nichts ist selbstverständlich und alles Gute ist stets ein Geschenk. So lassen Sie Zufriedenheit in Ihr Herz. Egoismus weicht Mitgefühl, Neid der Großzügigkeit. Aus Stress wird Ruhe und aus Zerrissenheit Frieden. Verbinden Sie sich wieder mit sich selbst, Ihrem Herzen, Ihrer Seele und aus dieser neu gewonnenen Selbstliebe heraus mit anderen und der Welt, die Ihnen nicht mehr profan, sondern heilig erscheinen wird. Verinnerlichen Sie ab jetzt folgende grundlegende Frage, die ein wesentlicher Bestandteil digitaler Achtsamkeit ist:

Warum sind Sie online?

Es ist erstaunlich, dass uns allein diese einfache Frage bewusst macht, wie oft wir ziellos, grundlos, unachtsam und unbewusst online sind.

Die folgende Achtsamkeitsübung sensibilisiert Sie hierfür und fördert Ihr neues Omline-Mindset, das Sie mit diesem Buch in Ihrem Gehirn »installieren«.

🧘 Das Ziel ist der Weg

Machen Sie sich ab jetzt jeden einzelnen Griff zum Smartphone bewusst.

Machen Sie sich bewusst, warum Sie das Handy in die Hand nehmen.

Nehmen Sie jedes einzelne Mal, wenn Sie online gehen – auch wenn es nur für wenige Sekunden ist –, bewusst wahr.

Nehmen Sie bewusst wahr, wie Sie sich fühlen, wenn Sie online sind.

Nehmen Sie bewusst Ihren Atem wahr: Fließt er ruhig oder halten Sie ihn an?

Nehmen Sie bewusst jeden einzelnen Klick wahr.

Fragen Sie sich: Was ist mein Ziel?

Dies ist ein entscheidender Schritt der digitalen Achtsamkeit. Sie steigen im Normalfall ja auch nicht einfach so ins Auto und fahren los, sondern Sie haben ein Ziel, das Sie ansteuern. Vermeiden Sie zukünftig das ziellose Surfen, das Ihnen nichts bringt.

Also:

Sie wollen Mails checken? Dann checken Sie Mails und gehen danach wieder offline.

Sie wollen Schuhe shoppen? Dann shoppen Sie Schuhe und gehen danach wieder offline.

Sie wollen sich für Ihre Partydeko inspirieren lassen? Dann lassen Sie sich inspirieren und gehen danach wieder offline.

Es ist wie beim Einkaufen: Wenn Sie mit Einkaufszettel einkaufen, gehen Sie gezielt einkaufen. Wenn Sie ohne Einkaufszettel losziehen, kommen Sie mit Produkten zurück, die Sie eigentlich gar nicht brauchen, und haben vielleicht vergessen, was Sie ursprünglich wollten.

Halten Sie ab jetzt jedes Mal einen kurzen Atemzug inne, bevor Sie online gehen, stellen Sie sich die Frage »Warum tu ich das jetzt?« und setzen Sie sich ein Ziel.

Nehmen Sie bewusst den Unterschied zwischen dem alten Online und dem neuen Omline wahr.

Zusammengefasst: Entwickeln Sie ein Problembewusstsein und erkennen Sie den toxischen Einfluss Ihres Smartphones auf Ihr Leben. Ersetzen Sie digitalen Stress durch digitale Achtsamkeit. Mit einem neuen Mindset, das bei der Nutzung elektronischer Geräte ausschließlich auf Ihr seelisches Wohlbefinden ausgerichtet ist, verändern Sie Ihr Leben.

Sehnsucht

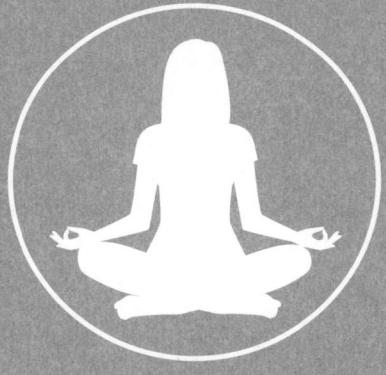

»Von allen Reisen, die wir in diesem Leben machen,
ist die Reise zu uns selbst die bedeutsamste.«

Warum das Internet ein Mutterarchetypus ist und wie wir zu Helden werden

Sind Sie glücklich? Ich meine: wirklich glücklich, von innen heraus. Ein Glück, das nur entstehen kann, wenn Sie ganz im Einklang mit sich selbst sind. Zutiefst verbunden mit Ihrem innersten Ich, mit Ihrer eigenen Seele. Dieses Kapitel hilft Ihnen dabei, Ihrer Herzenssehnsucht zu folgen, sich selbst tiefer zu begegnen, der Mensch zu sein, der Sie wirklich sind – jenseits aller digitalen Einflüsse, Ablenkungen und Verlockungen. Verlieren Sie sich nicht im digitalen Labyrinth, sondern ergreifen Sie Digital Detox als rettenden Faden.

Eine Seelenreise ist auch eine Heldenreise. In diesem Kapitel treten Sie diese an. Denn jede Heldenreise beginnt mit dem Ruf des Abenteuers. Und glauben Sie mir, es gibt keinen spannenderen Ruf als den Ruf Ihrer eigenen Seele. Ihm zu folgen, die eigene Seele zu erhören, seine Berufung zu erkennen und sich selbst dadurch tief, ja dem wahren eigenen Ich zu begegnen, ist das größte Abenteuer überhaupt. Wachsen Sie, entfalten Sie sich zu dem einzigartigen Wesen, das es nur ein einziges Mal in diesem Universum gibt. Vergleichen Sie sich nicht, sondern umarmen Sie Ihre Einzigartigkeit, lernen Sie, dass Sie nur einem einzigen »Influencer« folgen müssen: Ihrer Intuition. Darum geht es jetzt. Hören Sie auf Ihre Seele. Gehen Sie Ihren Weg, den nur Sie erkennen und gehen können. Den Sinn *Ihres* Lebens? Ihre Bestimmung? Finden Sie auch ohne Google! Keine Suchmaschine dieser Welt kann Ihnen Antwort darauf geben, wozu Sie erschaffen wurden. Das kann nur Ihre Seele. Werden Sie zu dem Menschen, der Sie wirklich sind, das ist der Sinn einer spirituellen Reise. Spüren Sie tiefer, gehen Sie tiefer. Denn wahre Verbundenheit beginnt bei uns selbst. Nur wenn wir uns selbst spüren, spüren wir, wer mit uns schwingt. Und Schwingung – das ist nicht nur im echten Leben, sondern auch im Internet die zentrale, unsichtbare Magie, die alles zusammenhält.

Setzen Sie Ihre Intention

Tatsächlich ist das Internet ein enormer Resonanzkörper und auch der größte und aussagekräftigste Seismograf dafür, wie sehr wir miteinander oder gegeneinander schwingen, wie wir als Kollektiv fühlen und denken. Nur ein Beispiel mit enormer Wirkungskraft: Unsere Suchanfragen auf Google geben unsere Stimmungen wieder. Und das, was uns Google anbietet, setzt wiederum emotionale Impulse. Die technischen Resonanzcluster des Internets versetzen unser Gehirn in Schwingung und es liegt an uns, ob und wie wir mitschwingen, ob wir diesen kollektiven resonierenden Bewusstseinsraum als Raum der Angst oder des Vertrauens und der Liebe, des Leidens oder des Glücks gestalten. Jeder Gedanke, den wir ins Internet einschleusen, ist Energie. Jeder einzelne von uns kann diese Energie zum Positiven anheben oder ins Negative absenken. Erinnern Sie sich wieder an die wesentliche Frage: Warum sind Sie online? Nun fügen Sie hinzu: Was ist Ihre Intention? Was wollen Sie mit Ihrem Ziel bewirken? Was ist Ihre emotionale Absicht hinter Ihrer Aktion? Welche leidenschaftliche Motivation steckt dahinter?

Ein Beispiel: Sie wollen online durchstarten und bekannt werden. Fragen Sie sich: Warum wollen Sie das? Wollen Sie einfach nur berühmt sein um des Berühmtseins willen? Oder wollen Sie Menschen durch Ihren Einfluss helfen, zum Beispiel, weil Sie Hebamme sind und Müttern Tipps und Tricks verraten, die ihr Leben mit ihrem neugeborenen Baby erleichtern, und dann im nächsten Schritt dafür bekannt werden? Und was gibt Ihnen emotional mehr?

Noch ein Beispiel: Sie müssen noch einem Kollegen eine Mail schicken und ihn auf einen Fehler hinweisen, den er gemacht hat. Was ist Ihre Intention? Wollen Sie ihn kritisieren und dadurch fertigmachen? Oder wollen Sie ihn freundlich darauf hinweisen, ihm mitteilen, dass so etwas passieren kann und Sie sich freuen, dass er es ab jetzt besser weiß, und ihn dadurch zu einer neuen Leistung motivieren? Wenn Sie ihn nur kritisieren, wird ziemlich sicher eine negative Stimmung entstehen, bei einer konstruktiven, motivierenden Kritik hingegen Dankbarkeit und neuer Ehrgeiz.

Erkennen Sie den Unterschied? Ihre Intention beeinflusst den Ausgang Ihrer Handlung enorm. Erst die emotionale Aufladung eines Ziels bewirkt den entscheidenden Qualitätsunterschied. Stellen Sie sich vor, Sie beten. Sie können das Gebet auswendig runterleiern – oder es wirklich spüren. Wer mit ganzem Herzen betet, legt eine wahre Intention hinein. Welches Gebet wohl eher erhört wird?

Seien Sie ganz bei der Sache

Machen Sie sich also stets Ihre Intention klar, wenn Sie online sind, denn sie beeinflusst das Geschehen um uns herum. Machen Sie auch online nur Dinge, hinter denen Sie zu 100 Prozent stehen können. Schenken Sie sich ab jetzt immer einen kurzen Moment der Stille, bevor Sie eine SMS, eine E-Mail, einen Post, einen Tweet oder irgendeine andere Art der Mitteilung aussenden. Machen Sie sich in drei ruhigen Atemzügen Ihre Absicht bewusst. Wollen Sie den Empfänger glücklich machen? Und wenn nicht, was haben Sie persönlich davon? Bringen Sie sich selbst zu Ihrer besten Intention zurück und schicken Sie diese in die Welt. Die schönste Intention, die wir einander schenken können, ist die des Mitgefühls. Spüren Sie, wie Sie sich selbst dadurch besser fühlen, wie diese gute Energie zu Ihnen zurückkommt. Man erntet, was man sät. Säen wir also weise. Denn: Wir alle sind Influencer.

Wenn sich die digitale Vernetzung auf unsere neuronale Vernetzung auswirkt, dann gilt umgekehrt auch: Die neuronalen Netzwerke unseres Gehirns können die digitale Vernetzung verändern. Wenn wir erkennen, dass unsere Gedanken und Intentionen einen Einfluss auf andere haben, wird uns klar, welche Verantwortung damit einhergeht. Dieses Gewahrwerden ist ein grundlegender Schritt der digitalen Achtsamkeit: Werden Sie sich bewusst, dass Sie Energie ins Internet einschleusen und diesen digitalen Raum damit beeinflussen. Jeder Einzelne von uns kann die Energie im digitalen Raum, kann das Internet verändern. Entscheiden wir uns dazu, es mit Achtsamkeit und Mitgefühl zu füllen. Hierfür ist unsere Intention ausschlaggebend. In der Absicht liegt enorme Macht; sie definiert den Fortgang, bestimmt den Ausgang. Unsere Intention ist die Schwingung, die wir in die Welt hinausschicken – und die mit anderen Resonanz erzeugt. Wir haben bereits im letzten Kapitel gelernt, wie wichtig ein klares Ziel ist. Nun kommt zu diesem Ziel noch die Intention dazu, sie ist gewissermaßen die emotionale Aufladung des Ziels. Es geht also nicht nur darum, was Sie online tun wollen, sondern auch darum, was Sie damit bewirken wollen.

Um ein besseres Gespür hierfür zu erlangen, machen Sie bitte die folgende Achtsamkeitsübung.

Mit bester Absicht online

Erinnern Sie sich wieder an die wesentliche Frage: Warum sind Sie online? Nun fügen Sie dieser Frage hinzu: Was ist Ihre Intention? Was wollen Sie mit Ihrem Ziel bewirken? Welche leidenschaftliche Motivation steckt dahinter? Prüfen Sie sich selbst, ob Sie stets mit Ihrer besten emotionalen Absicht online sind – und spüren Sie die Verwandlung, die dadurch geschieht, wenn Sie es ab jetzt sind.

Finden Sie sich selbst

Die Wirklichkeit, auch die digitale, entspringt unserem Gehirn: Wie wir uns verbinden, in Liebe oder in Hass, ist eine Frage der neuronalen Synchronität beziehungsweise Asynchronität. Emotionen sind ansteckend – also auch Liebe und Hass. Die Schwingungen eines einzelnen Gehirns erzeugen ein Energiefeld, und dieses wirkt sich auf die neuronalen Schwingungen in den Gehirnen anderer Menschen aus. Das Entscheidende ist:

Dafür müssen wir uns nicht einmal real begegnen, ein virtueller Kontakt reicht aus. Die digitale Grundstimmung entsteht aus der Summe aller individuell eingeschleusten Schwingungen. So entsteht ein kollektives Energiefeld, dem wir uns nicht entziehen können, das uns beeinflusst und das enorme Konsequenzen für unser Wohlbefinden hat. Dabei sei nochmals daran erinnert, dass wir Menschen aufgrund unserer Evolutionshistorie für Angst empfänglicher sind als für Glück. Wer in der Steinzeit glückselig in den Himmel schaute und an nichts dachte, war schnell tot. Wer überall Gefahr witterte, aufpasste und stets mit dem Schlimmsten rechnete, wurde mit dem Überleben belohnt. Dem Säbelzahntiger war es egal, ob er jemanden beim Sonnenbaden störte, er hatte schlichtweg Hunger. Unser Gehirn wurde evolutionsbiologisch auf Angst trainiert – so unschön es ist, für das Überleben war es einst das Wichtigste.

Auch dann, wenn wir nichts zu tun haben, uns eigentlich entspannen könnten, ist unser Gehirn intensiv tätig. Das sogenannte »Default Mode Network«, auf Deutsch etwa »Ruhezustandsnetzwerk«, ist aktiv. Die Bezeichnung ist tatsächlich irreführend, denn wirklich Ruhe gibt das Gehirn nur selten. Wer sich fragt, warum sich selbst beim Schäfchenzählen die Gedanken überschlagen oder warum während der Meditation der Geist oft abschweift, findet in diesem neuronalen Netzwerk die Antwort. Im Grunde handelt es sich um einen Selbstreflexionsmodus des Gehirns, der automatisch einsetzt, sobald wir geistig nicht abgelenkt sind. Das Ruhezustandsnetzwerk ist die innere Stimme, die laut »Ich! Ich! Ich!« schreit und Aufmerksamkeit will. Wer bin ich? Was will ich? Im Ruhezustand kreist unser Gehirn um die individuelle Identitätsstiftung und versucht, sich selbst zu verstehen, was prinzipiell unmöglich ist. Zudem drehen sich während dieses Ruhezustands unsere egozentrierten Gedanken oft um das Negative und wir sind wie im dunklen Gedankenkäfig gefangen. Reine Selbstbezogenheit macht unglücklich, rasende Gedanken sind mit Leid behaftet. Nichts ist machtvoller als ein Gedanke, ein einziger kann das schönste Paradies zerstören (stellen Sie sich vor, Sie sind auf einer Trauminsel, aber denken, dass Sie unheilbar krank sind; oder andersherum: Stellen Sie sich vor, Sie sitzen im Gefängnis, denken aber, dass die Liebe Ihres Lebens Sie jede Sekunde befreit. Wann geht es Ihnen wohl besser?). Die Überwindung des zwanghaften Denkens ist nicht grundlos das Ziel der Meditation.

Entziehen Sie sich dem Einfluss der Selbstentfremdung

Gedanken *trennen* uns und insbesondere die Selbstreflexion ist mit Selbstentfremdung verbunden. Die Subjektformation, die Definition der eigenen Persönlichkeit, basiert auf einem grundlegenden Abspaltungsdenken. Um uns selbst als Individuum wahrnehmen zu können, müssen wir uns abgrenzen: »Ich bin *nicht* du.« Das Leid des modernen Subjekts fußt nicht zuletzt auf einer intellektuellen Identitätskonstruktion, die eine radikale Abgespaltenheit vom Kosmos postuliert. Wer die ganze Zeit denkt und reflektiert, der erfährt sich als getrennt von der Welt. Das ist, kurz gesagt, das Gegenteil der Erleuchtung, bei der wir alles als Einheit empfinden. Der moderne Urschmerz resultiert aus diesem fundamentalen Verlorenheitsgefühl: Wenn wir uns jenseits der göttlichen Ursprungseinheit wahrnehmen und uns das Zugehörigkeitsgefühl zum großen Ganzen absprechen oder aus Vernunftgründen verbieten, so nehmen wir uns selbst das Gefühl der Heimat und Zugehörigkeit. Das Verlorene wird zur größten Sehnsucht und nichts mutet heilsamer an als das Wiederverschmelzen der eigenen Seele mit anderen. Spirituelle Verbundenheit empfinden wir jenseits des Verstandes – in unseren Herzen. Gott ist nicht erklärbar, nur spür- und erfahrbar.

In diesen heilsamen Ursprungszustand können wir wieder zurückfinden, doch wir müssen bei uns selbst damit beginnen. Das Gegenteil von Selbstentfremdung ist Selbstfindung – und diese beginnt im eigenen Bewusstsein. Wir werden in diesem Kapitel sehen, dass es die heroische Aufgabe unserer Zeit ist, dass jeder Einzelne den kulturell etablierten Trennungsschmerz von Ich und Welt überwindet, sich aus dem mentalen Gefängnis eines ruhelosen Geistes befreit und den inneren Dämon der dunklen Gedanken besiegt, um andere mit dieser erlösenden Energie anzustecken und zu heilen. Nur wer sein eigenes Bewusstsein verändert, wer seiner Seele in sich selbst die Heimat gibt, nach der sie sich sehnt, wer sich selbst findet, wer auf die Angst dieser Welt mit innerer Liebe reagiert, der kann eine gelungene Beziehung zur Welt herstellen und eine Frequenz aussenden, die heilsam ist. Eine harmonische Weltbeziehung, eine liebevolle Resonanz, kann nur gelingen, wenn wir eine harmonische Beziehung zu unserem eigenen Ich haben. Wer sich selbst fremd ist, wird sich auch im Universum stets als Fremder fühlen. Wer sich selbst nicht liebt, wird andere nicht lieben können. Um uns aber selbst im Innersten zu begegnen, müssen wir innehalten, Abstand nehmen, uns fremden Einflüssen entziehen. Und hier kommt Digital Detox ins Spiel.

Kein Einfluss ist derzeit größer als der des Internets. Digital Detox heißt: abschalten, um sich zu besinnen, wahrzunehmen, zu sein. Ausschalten, um sich selbst wieder zu spüren, sich mit sich selbst zu verbinden.

Digital Detox erlaubt uns, wieder Kontrolle über die digitale Vernetzung, die unserer individuellen neuronalen Vernetzung schadet, zu erlangen. Wir widmen uns täglich stundenlang unseren Smartphones – unserem neuronalen Netzwerk, das unser Schlüssel zum Glück ist, schenken wir aber kaum Aufmerksamkeit. Das müssen wir ändern.

Wählen Sie zwischen Liebe und Angst

Wie stark das, was im digitalen Netz passiert, auf unser neuronales Netz wirkt, wie sehr unsere Emotionen miteinander verbunden sind, das können wir nicht überschätzen. Nochmals zur Erinnerung: Die negativen, evolutionsbiologisch relevanten Gefühle schwingen stärker als die positiven. Nirgendwo infiziert man sich so schnell mit Angst wie im Internet. Kaum irgendwo fühlt man sich so schnell schlecht wie dort. Wir haben gelernt, dass unser Gehirn schon im Ruhezustand gegen dunkle Gedanken ankämpfen muss. Gerade in schweren Zeiten aber befeuert das Internet das Negative, es werden Ängste geschürt und unser Gehirn schwingt sich auf diese kollektive Furcht ein. Wie ansteckend Panik ist, hat keine andere Krise so sehr gezeigt wie die Coronapandemie. Von Symptomen über Infektionswege bis hin zu Impfschäden – wir können alles googeln und sind nicht selten mit drei Klicks beim gefühlten Tod.

Mit dieser Achtsamkeitsübung können Sie zukünftig unnötige Ängste dieser Art vermeiden:

 Dr. Google hat heute keine Sprechstunde
Am besten, Sie googeln Ihre Symptome gar nicht. Wenn Sie das nächste Mal trotzdem das Bedürfnis danach haben, geben Sie sich maximal fünf Klicks, danach hören Sie mit Ihrer Recherche auf.

Verlieren Sie sich nicht in irgendwelchen Foren oder auf unseriösen Seiten. So praktisch Dr. Google ist, Ihre Ängste werden dadurch geschürt. Wenden Sie sich stattdessen gleich an einen Arzt Ihres Vertrauens und suchen Sie das Gespräch mit Freunden oder Verwandten. Über Ängste zu sprechen, hilft. Ängste zu googeln, macht es meist nur schlimmer.

Corona hat nicht nur das Symptome-Googeln, sondern auch den digitalen Kampf um die Wahrheit neu befeuert und uns in psychisch qualvolle Ungewissheiten gestürzt. Was stimmt? Welchen Daten, Informationen und Theorien kann man Glauben schenken? Corona spaltet die Menschheit in jene, die das Virus fürchten und ernst nehmen, und jene, die Covid-19 als Verschwörung ansehen. Die grassierende Unsicherheit macht etwas mit unserem Gehirn: Unsere Stress- und Angstnetzwerke werden hochgradig aktiviert, sie feuern mehr denn je und die dadurch entstehende unsichtbare Energie breitet sich aus und überzieht schließlich die ganze Welt.

Wollen wir eine Welt in Angst?

Oder wollen wir diese Angst mit einem neuen Bewusstsein beschränken und kontrollieren?

Die Frage ist folglich nicht: Vernetzen wir uns? Sondern: *Wie* vernetzen wir uns?

Welchen Ton wollen wir in diesem virtuellen Klangkörper anstimmen? Einen klagenden, angsterfüllten, schreienden, reißerischen, verletzenden? Oder stimmen wir doch in das beruhigende, liebevolle »Om« ein, das uns nicht nur Frieden schenkt, sondern uns wirklich heilsam miteinander in Verbindung treten lässt? Wir können uns auch auf digitalem Weg seelisch auf eine Weise berühren, die uns guttut. Und darum geht es bei Digital Detox: das volle Potenzial unseres Bewusstseins zu entfalten, um miteinander in eine harmonische Resonanz zu treten, im echten Leben wie auch im digitalen.

Leben Sie einen kollektiven Menschheitstraum

Indem wir unser Bewusstsein entsprechend weiterentwickeln und die neue Technologie in unserem Sinne nutzen, können wir einen uralten Menschheitstraum des bedingungslosen Miteinanders erfüllen. Er schlummert in uns allen so wie die uralte Vorstellung des väterlichen Gottes, die seit allen Zeiten in allen Völkern überdauert. In keinem anderen Urbild aber manifestiert sich die Idee der liebenden Einheit so sehr wie im Mutterarchetypus – einem dem kollektiven Unbewussten entstiegenen Verschmelzungsphantasma, also einem inneren Wunsch- oder Traumbild, das der Schweizer Psychoanalytiker C. G. Jung ausformuliert hat. Laut Jung gibt es nicht nur das individuelle Bewusstsein, wie es sein Kollege Sigmund Freud lehrte, sondern auch das kollektive, uns alle verbindende Unbewusste. Dieses findet in Märchen, Mythen und Religionen seinen Ausdruck.

Der Mutterarchetypus ist einer der prominentesten Archetypen. Nicht nur die leibliche Mutter oder Muttergöttinnen können als Mutterarchetypus fungieren, sondern auch im abstrakteren Sinne an das Weibliche erinnernde Institutionen (zum Beispiel die Universität als »Alma Mater«, nährende Mutter) oder organische Formen wie Höhlen oder Labyrinthe, die wie ein Uterus anmuten. Bezeichnend für den Mutterarchetypus ist seine Ambivalenz. Er steht einerseits für die Ursehnsucht nach allumfassender Liebe, nach einer absoluten Einheit von Ich und Welt, einem Zustand, bei dem das Bewusstsein *nicht* vom Kosmos abgespalten ist, andererseits hat er auch eine bedrohliche, verschlingende Seite. Im Mutterarchetypus begegnen wir dem Dämon, der nicht selten unser eigener, innerer ist. Diesen gilt es zu überwinden, um zur vollen Reife zu gelangen. Jung entleiht die Archetypen nicht grundlos dem Mythos.

Reisen Sie wie die Helden von einst

So ist mit dem Mutterarchetypus die Heldenreise verbunden, die Urerzählung schlechthin: Ein Held vernimmt den Ruf des Abenteuers (zum Beispiel in Form eines Auftrags), zieht aus der Heimat aus, bekämpft in der Fremde das Monster, begegnet im symbolischen Mutterarchetypus sich selbst und seinen innersten Dämonen, um dann als ein anderer und auf einer neuen Bewusstseinsstufe wieder in die Heimat zurückzukehren. Eine der bekanntesten Heldenreisen ist die des Theseus, der das mutterarchetypische Labyrinth betritt, um das Monster Minotaurus zu besiegen, und nur dank des rettenden Fadens wieder hinausgelangt. Die Einkehr in den Mutterarchetypus ist ein regressiver Akt, bei dem wir uns einer Urabhängigkeit zuwenden – und nicht ohne Grund scheinen wir an der digitalen Nabelschnur zu hängen.

Das Internet schickt jeden von uns auf eine solch moderne Heldenreise. Ja, das Internet ist die heutige Ausdrucksform des Mutterarchetypus: Es verspricht uns kollektive Liebe, droht uns aber zu verschlingen und konfrontiert uns mit unseren tiefsten Ängsten. Das Internet ist ein endloses Labyrinth, Digital Detox aber ist der rettende Faden. Wir müssen ihn ergreifen, jetzt, und zur Individuation – zu unserer Selbstwerdung – gelangen, unser Bewusstsein als Einzelwesen vervollkommnen, um im Kollektiv heilsam wirken zu können. Wenn Sie das Gefühl haben, sich im Internet zu verlieren – zum Beispiel wenn Sie eigentlich nur kurz etwas nachschauen wollten, dann aber drei Stunden online bleiben –, helfen Ihnen die bereits oben geschilderten Achtsamkeitsübungen: Werden Sie sich immer wieder Ihres Ziels und Ihrer Intention bewusst, holen Sie sich damit zurück ins Hier und Jetzt. Ihr Ziel und Ihre Absicht korrigieren Ihr Onlineverhalten so automatisch wie ein Navigationssystem den Kurs eines Schiffs.

Spinnen Sie den virtuellen Faden

Wie sehr das Internet einem Mutterarchetypus gleicht, zeigt sich auch, wenn wir die tiefe Wahrheit, die in Worten liegt, anerkennen. Nicht ohne Grund heißt es *world wide web*: Es ist buchstäblich ein weltweites Netz, ein *Gewebe*, in dem wir alle verflochten sind, in das wir uns mit dem virtuellen Faden einweben. Wir alle sind im Internet miteinander verstrickt. In dieser Bedeutung des Gewebes aber liegt eine noch viel tiefere Dimension. Eine Tragweite, die wir verstehen *müssen*, wenn wir verstehen *wollen*, warum wir alle ins Internet streben, warum diese kleinen Geräte namens Smartphones eine derartige Wirkung auf uns haben, warum wir ihnen nicht – oder nur kaum – widerstehen können, warum der Siegeszug der Vernetzungsmedien nicht aufzuhalten ist. Die große Frage nach dem Warum lässt sich nur damit beantworten, dass das Internet uns unser innerstes, fundamentalstes, urmenschliches Streben vor Augen führt: Die Sehnsucht nach digitaler Vernetzung ist ein grundlegend spirituelles Streben. »Re-ligio« bedeutet »Rückbindung« und ist die Sehnsucht nach spiritueller Rückbindung an ein großes Ganzes, die uns ins Internet treibt. Die Fantasie der Urfamilie, in der jeder seinen Platz hat. Der Seelenwunsch der Anbindung an eine ewige, unendliche Energie.

So ist das Netz seit jeher auch ein Seelenbild. Bereits in den religiösen Schriften des Hinduismus bezeugt die Erzählung um den Gott Indra die Bedeutungskraft des Netzes als Symbol der Allverbundenheit. Das Netz Indras ist ein kosmisches Gewebe aus funkelnden Juwelen, die einander endlos reflektieren und somit den holistischen Gedanken der gegenseitigen Durchdrungenheit alles Seienden symbolisieren. Der individuelle Glanz leuchtet im Glanz aller anderen Juwelen auf. Selbst die kleinste Schwingung in diesem Netz löst eine endlose funkelnde Welle aus – ein Sinnbild für die Vernetztheit aller Dinge, die Interdependenz, die unumgängliche Verwobenheit und eben auch auf einer spirituellen Ebene: die Vernetztheit aller Seelen, die sich auf einer geistigen Ebene spüren, aufeinander Einfluss haben und miteinander wirken.

Schenken Sie sich jetzt ein paar achtsame Atemzüge und spüren Sie in dieses Seelenbild hinein.

 Das Netz aus Kristallen
Visualisieren Sie einatmend das endlose Netz aus Kristallen.
Visualisieren Sie ausatmend das Funkeln in jeder noch so kleinen Bewegung.

Was macht es mit Ihnen, wenn Sie erkennen, dass Sie Teil eines großen Ganzen sind? Lassen Sie sich von dem Gefühl, dass jede Ihrer Bewegungen andere in Schwingung versetzt, ergreifen. Spüren Sie, dass Sie nicht nur verbunden, sondern ganz sind. Dass Sie nicht nur berührt werden, sondern selbst im großen Ganzen eine wirkungsmächtige Kraft sind.

Treten Sie in eine neue Beziehung mit der Welt
Ob wir wollen oder nicht, ob es uns bewusst ist oder nicht, wir alle hängen zusammen, denn Vernetzung ist das Grundprinzip des Lebens. Vernetzung *ist* Leben. Vernetzung ist *alles* Leben:

Unser Kosmos besteht aus einem miteinander vernetzten Planetensystem.

Unsere Erde ist ein in sich vernetzter Gesamtorganismus.

Unser Gehirn ist ein neuronales Netzwerk.

Und, klar, das Internet ist ein technisches, organisch wachsendes Netzwerk.

Im Lebensprinzip der Vernetzung spiegeln sich Makro- und Mikrokosmos wider, Himmel und Erde, Planeten und Menschen beeinflussen sich gegenseitig. Universum und Gehirn sind nach dem Analogprinzip konzipiert: So wie die Sterne am Himmel funkeln, so werden die Neuronen in unserem Gehirn aktiv; so wie die Sternbilder Netzwerke ergeben, so bilden Gefühle, Gedanken und Erinnerungen in unserem Gehirn neuronale Netzwerke, die unser Leben prägen. Wie wir aber diese Neuronen-Netzwerke gestalten, das ist unsere ureigene Entscheidung. Wenn jeder Einzelne sein Gehirn so vernetzt, dass es auf Glück ausgerichtet ist, dann entsteht ein großes, heilsames Energiefeld, mit dem wir uns verbinden können. Wir können einen Resonanzraum erschaffen, in dem wir neuronal synchron im Glück schwingen. Wir können zum Schöpfer dieser höheren, kohärenten Verbundenheit werden und uns vom göttlichen Prinzip inspirieren lassen. Denn der universalen Vernetzung liegt ein intelligentes – göttliches – Bewusstsein zugrunde.

Halten wir kurz inne und machen uns klar, was für ein Wunder es ist, dass diese Art der hochkomplexen, für uns intellektuell niemals gänzlich erfassbaren Vernetzung das Urprinzip des Lebens ist, das uns alle zusammenhält. »If the brain were so simple that we could understand it, we would be so simple that we couldn't«, sagte einst der amerikanische Wissenschaftler Emerson Pugh: Wenn das Gehirn so einfach strukturiert wäre, dass wir es verstehen könnten, dann wären wir zu einfach strukturiert, um es zu können. Jede unserer Nervenzellen in unserem Gehirn vernetzt sich über 10 000 Kontaktstellen mit anderen, abermals vernetzten Nervenzellen. Auf diese Weise entsteht ein Netzwerk von immenser, unvorstellbarer Komplexität. Die Erde ist nur ein Himmelskörper inmitten der unendlichen Galaxie, und doch ist er, wie ein Juwel in Indras Netz, mit allen anderen verbunden. Eine höhere, schöpferische, göttliche Intelligenz hat dies erschaffen, hat uns erschaffen, und es ist an uns, ein Bewusstsein für diese allumfassende Vernetzung, von der wir ein Teil sind, zu entwickeln und – mehr noch – uns mit unserem Bewusstsein in dieses höhere, spirituelle Netz einzuloggen. Mit einem neuen Bewusstsein können wir in eine neue Beziehung mit der Welt treten und gewahr werden, dass jeder von uns ein Juwel im spirituellen Netz ist und wir wieder harmonisch miteinander schwingen können. Wir müssen erkennen, dass unser Bewusstsein die Wirklichkeit erschafft, dass wir einander mit unseren Gefühlen beeinflussen und eine permanente, unsichtbare Feinabstimmung untereinander stattfindet. Wir können lernen, einander wieder zu spüren – und egal, wo wir hinschauen, wir sehen die Zeichen der modernen Sehnsucht nach einer solchen wesentlichen seelischen Berührung.

Verbinden Sie sich

So nimmt es nicht Wunder, dass die Digitalisierung auch mit einem neuen ökologischen Bewusstsein einhergeht, denn beiden Bewegungen liegt derselbe Gedanke der Rückbindung zugrunde. Wer im Wald ohne WLAN das geheime Leben der Bäume erkunden und herausfinden möchte, was Tannen, Fichten, Buchen und Eichen im Verborgenen fühlen und wie sie kommunizieren, ist im Grunde auf derselben Suche wie derjenige, der sich ins Internet einloggt und sich durch News und Posts scrollt. Tatsächlich trifft das erste ökologische Gesetz »Alles ist mit allem verbunden« nicht nur auf die Natur und das Universum, sondern auch auf das Internet zu. Und, das ist eben das Bestechende, es trifft auch auf unser Gehirn zu. Das Internet ist von derselben allumfassenden, interagierenden, kommunikativen Konnektivität geprägt wie das biologische Netzwerk der Erde, auf der wir leben und die sich im kosmischen Gleichgewicht mit anderen Planeten befindet. Unser Gehirn wiederum mit seinen 100 Milliarden miteinander verbundenen Nervenzellen ist der Inbegriff der Vernetzung, und so schließt sich ein Kreis, wenn ökologisches, kosmisches, neuronales und elektrisches Netz ineinander überfließen.

Das neurologische, das biologische sowie das digitale Netz ähneln sich in ihrem Grundprinzip der Allverbundenheit derart frappierend, dass eines klar wird: Wir Menschen sind Vernetzungswesen. Vernetzung ist ein menschliches Urprinzip, die Grundstruktur unseres Seins. Wir können nicht anders, als uns zu vernetzen, da es in unserer Erbsubstanz, der DNA, angelegt ist. Vernetzung ist im göttlichen Bauplan für uns vorgesehen, ja unser Bewusstsein ist grundlegend auf Vernetzung ausgerichtet. Instinktiv spüren wir, dass Vernetzung seit jeher ein Heilsgedanke zugrunde liegt. Ein Gedanke, der unsere Seelen zutiefst ergreift, weil er uns spüren lässt, dass das Leben eine tiefere Bedeutung erlangt, wenn wir verbunden sind: Vernetzung ist die Überwindung der Einsamkeit. Deshalb lockt uns jedes Netzwerk, das unseren Seelen Trost und Frieden und Zuversicht schenkt, mit dem Versprechen: Du bist nicht allein. Es ist dieses Heilsversprechen, das Smartphones so unwiderstehlich macht, denn wer denkt, dass er nicht allein ist, der fühlt sich nicht verloren. Wer die spirituelle Dimension der seelischen Allverbundenheit erkennt und sich mit seiner eigenen Seele und den Seelen anderer verbindet, dessen Leben erlangt einen ganz neuen, höheren und tieferen Sinn.

Weben Sie sich ins große Netz des Lebens ein

Diese spirituelle Verbundenheit ist etwas ganz Natürliches. Auch die Erzählung um den Gott Indra drückt die Unmöglichkeit der individuellen Isolation angesichts des großen Ganzen aus und versinnbildlicht die damit einhergehende, dem Menschen ureigene Wiederanbindungssehnsucht an das Netz. Vernetztsein verspricht schon immer Sicherheit. Wir müssen erkennen, dass das milliardenweise Streben ins Internet motiviert ist von unserer Sehnsucht nach einem verlorenen Ursprungszustand der Einheit, die unser Bewusstsein wiedererlangen will. Unser Bewusstsein strebt zur Verbundenheit und ganz selbstverständlich stellen wir uns die folgenden Fragen: Wohin gehöre ich? Zu wem gehöre ich? Sich zugehörig zu fühlen, ist ein menschliches Primärbedürfnis. Sich ausgegrenzt zu fühlen hingegen, ist menschliches Leid. Nicht zuletzt bedeutet Isolation evolutionsbedingt auch Lebensgefahr: Nicht jeder Mensch schafft es, allein in der Wildnis zu überleben. Egal ob durch Verhungern, Erfrieren oder Gefressenwerden, ohne soziale Einbettung droht der Tod.

Nicht ohne Grund wird auch das natürliche Urnetz, der ökologische Superorganismus Erde, als »Gaia« bezeichnet; die griechische Muttergottheit gilt als »Gebärende«, die alles Lebende hervorbringt. Im Namen dieser Urmutter manifestiert sich all das, worum es bei Vernetzung geht: um ein Gefühl der liebenden Verbundenheit, wie wir es einzig aus dem Mutterleib kennen, um ein – wie Freud es nannte – »ozeanisches« Gefühl, bei dem sich die Grenze zwischen Ich und Welt auflöst und nichts außer Einheit empfunden wird. »Zurück zur Natur« bedeutet immer »zurück zur Mutter«. Die vermeintlich auf Jean-Jacques Rousseau zurückgehende Losung »zurück zur Natur« erhielt allerdings viel romantische Verklärung. Für den zivilisationskritischen Genfer Philosophen war die Natur ein verlorener, heilsamer Ursprungszustand, von dem sich der Mensch der Neuzeit entfernt hat. Im Bild des »edlen Wilden« manifestiert sich die Vorstellung eines von Natur aus guten Menschen, dessen Existenz primär durch die Eigenschaften Selbstliebe und Mitleid geprägt sei. Die Natur fungiert als Gegenkonstrukt zum modernen Fortschritt und ist Sinnbild für einen intuitiven, ursprünglichen und zugleich unwiederbringlich verlorenen Einheitszustand vor der kulturell bedingten Entzweiung.

300 Jahre nach Rousseau können wir zwei Dinge beobachten: Die Idee einer heilsamen, mütterlichen Natur als Gegenentwurf zur urbanen Beschleunigung hat – siehe #fridaysforfuture – Hochkonjunktur und: Auch im Internet, diesem großen, unendlichen digitalen Gewebe, manifestiert sich die uralte Idee der kollektiven Einheit. Technische Vorwärtsbewegung und die natürliche Gegenbewegung haben denselben Kern. Oder anders gesagt, die stets künstlich konstruierte Trennung zwischen

Technik und Natur ist dabei, sich selbst zu überwinden, weil sie, zumindest im Kontext der Vernetzung, längst nicht mehr aufrechtzuerhalten ist. Im Gegenteil, die Natur ist vernetzt, so wie das Internet vernetzt ist, und WLAN ist keine neue Erfindung. Wenn wir fasziniert sind von der unsichtbaren Kommunikation zwischen Pflanzen, dann sollten wir nicht vergessen, dass auch zwischen unseren Gehirnen eine solche unsichtbare neuronale Feinabstimmung permanent stattfindet. Die Technik kopiert das Urprinzip des Lebens und versucht, unserem Bedürfnis nach Verbundenheit, das im Mutterarchetypus versinnbildlicht wird, gerecht zu werden. Lassen wir uns wieder faszinieren von unserem eingebauten neuronalen Feinabstimmungssystem. Die damit einhergehende geradezu telepathische Befähigung zur seelischen Begegnung ist eine der faszinierendsten Fähigkeiten, die wir besitzen. Und wir sehnen uns so sehr danach.

Machen Sie das Unsichtbare sichtbar

Unsere Sehnsucht nach Vernetzung ist die größte Sehnsucht überhaupt, die tiefenpsychologische Ursehnsucht nach der Großen Mutter und damit einer verlorenen Ursprungseinheit, bei der alles noch verbunden war. Im Mutterleib ist alles Einheit, es gibt keine Abspaltung, keinen quälenden Geist. Alles ist eins. Die Sehnsucht nach dieser Geborgenheit, nach absoluter, allumfassender Liebe prägt uns und treibt uns unentwegt an. Aus der Liebe kommen wir, in die Liebe entschwinden wir, doch wir wollen auch in der Liebe sein: hier und jetzt. Und wir fordern dieses Recht immer vehementer ein. Das milliardenfache Einloggen ins Internet ist das unaufhörliche Pochen an die Tür des ersehnten Paradieses. Die Digitalisierung ist die größte Völkerwanderung aller Zeiten, und dieser Wanderung des digitalen Stammes liegt eine radikale Hoffnung zugrunde: der Aufbruch in ein gelobtes Land der Liebe, der Einheit, der Harmonie. Wir kommen nicht umhin, unsere tiefste Wesenheit anzuerkennen. Wir sind Menschen und damit soziale Wesen, Herdentiere, Stammesmenschen. Die Sehnsucht nach Liebe und damit nach Gott wurde uns in die Herzen gelegt, sie wohnt uns unauslöschlich inne. Es gibt keinen Menschen auf dieser Welt, der sich nicht in seinem Innersten nach Liebe sehnt. Wir alle brauchen Liebe. Kinder sterben ohne liebevolle Zuwendung. Erwachsene können zwar ohne Liebe überleben, doch zwischen »überleben« und »leben« besteht ein gravierender Unterschied. Die Liebe macht uns glücklich.

Tatsächlich gibt es nichts jenseits der Liebe, das uns wahrhaftig glücklich machen könnte. Was ist ein Leben ohne Liebe? Die Liebe erst haucht uns wirklich Leben ein. In keinem anderen Bild aber manifestiert sich die allumfassende Liebe stärker als im Mutterarchetypus. Wir alle träumen diesen uralten Traum der Allverbundenheit und das Internet scheint die Antwort auf dieses uns alle innewohnende Urbild zu sein. Das Internet symbolisiert unsere Ursprungsfantasie. Auf einer tieferen, unbewussten Ebene, einer – so könnte man sagen – ahnungsvollen Traumebene, sind wir alle miteinander verbunden. Es ist eine Ebene, die sich der reinen Vernunft entzieht. Es ist das unbewusste, neuronale Schwingen des Kollektivs, das durch unsere Emotionen entstehende Energiefeld, das sich über uns alle legt und in das wir uns mit unserem eigenen Geist einklinken. Der Ton, auf den wir uns einstimmen. Die Frequenz, auf die wir uns einschwingen.

Es erwächst derzeit ein neues intuitives Selbstbewusstsein, das erst jetzt, da wir uns durch die Digitalisierung noch mehr vom Eigentlichen und Ursprünglichen entfernen, erstarken kann. Je mehr Menschen sich vom Wesentlichen abwenden, den Bezug dazu verlieren, desto mehr Menschen empfinden bei diesem Trend ein Störgefühl. Geradezu natürlich gleichen sich die Strömungen aus und ein neues Gleichgewicht zwischen Wissen und Fühlen soll und muss entstehen. Es gibt sie, diese tiefere, geradezu mystische Verbundenheit mit anderen. Wir haben lange versucht, uns das auszureden. Uns gesagt, alles sei nur Zufall. Doch jetzt haben wir Medien, die derartige telepathische Phänomene sichtbar machen. Zum Beispiel dann, wenn uns die SMS just in dem Moment, wenn wir an den Absender denken, erreicht. Mit der Elektrifizierung der Welt, mit der die Städte Ende des 19. Jahrhunderts auf einmal zu leuchten begannen, ging ein magischer Zauber einher: Wer ans Stromnetz angeschlossen war, war auf einmal sozial verbunden, und so wie die Stimme aus dem Telefon damals geisterhaft anmutete, so scheinen heute virtuelle Meetings eine Art moderne Séance zu sein. Wenn wir durch Medien das Unsichtbare sichtbar machen, ist es ein wenig so, als könnten wir zaubern. Aber noch einmal: Wir müssen von Zauberlehrlingen zu Meistern werden. Den Zauber der unsichtbaren Verbundenheit können Sie übrigens jederzeit spüren, auch wenn Sie allein sind.

Machen Sie ganz einfach die nachfolgende Achtsamkeitsübung, wenn Sie das Bedürfnis nach intensiver wohltuender Nähe haben.

Ich bin verbunden

Mit welchen Menschen fühlen Sie sich ganz intuitiv seelisch verbunden? Schreiben Sie die Namen achtsam auf und legen Sie in jeden Buchstaben Dankbarkeit dafür hinein, dass es diese Personen in Ihrem Leben gibt.

Verinnerlichen Sie den Satz »Ich bin verbunden« und lassen Sie den Zauber dieser Affirmation in sich wirken. Denn er ist Teil eines der ältesten Mantras überhaupt: »Soham« – »Ich bin«.

Verstehen Sie das »Soham« als eine Einladung. Das, was den zwei Wörtern »Ich bin« folgt, laden Sie in Ihr Leben ein. Was wollen Sie sein? Wie wollen Sie sich fühlen? Füllen Sie das Mantra mit Ihren ganz persönlichen Wünschen an. Hier ein paar Vorschläge, damit Sie mehr Verbundenheit empfinden:
»Ich bin geliebt.«
»Ich bin getragen.«
»Ich bin eins.«

> Spüren Sie die Qualität der Sätze. Spüren Sie die Verbundenheit, das Getragensein, das Geliebtwerden, die Einheit. Verweilen Sie und erheben Sie sich mit der Gewissheit, dass Sie sich nicht nur verbunden, getragen, geliebt und eins fühlen, sondern dass Sie es tatsächlich sind.

Überwinden Sie die Einsamkeit

Im kollektiven Unbewussten sind wir, so C. G. Jung, in unmittelbarer Weltverbundenheit vereint. Dass uns unsere Träume und Bedürfnisse einen, wir alle mehr verbunden als getrennt sind, ist vor allem für uns moderne Menschen eine heilsame Vorstellung. Denn während es einst Verbundsysteme gab, die uns Halt gaben – von der Großfamilie über Glaubensgemeinschaften bis hin zu traditioneller Ordnung –, war die Moderne bislang geprägt von einer unaufhörlichen Individualisierung, einem stetigen Herauslösen aus ursprünglichen sozialen Netzwerken, in denen Menschen füreinander da waren. Menschen strebten in die Städte, genossen dort neue Freiheiten und verloren doch das soziale Netz, das ihnen einst Sicherheit gab. Der Single in der Großstadt aber fürchtet sich vor dem Alleinsein, sehnt sich nach Liebe und die verloren geglaubte Gemeinschaft wird romantisch verklärt: War früher doch alles besser? Die Individualisierung – gefeiert als große Befreiung von Normen, Konventionen und Grenzen, ausgelebt als urbaner Lifestyle, bei dem Single macht, was Single will – ist eine Errungenschaft der Moderne, die seelische Folgeschäden hat. Mit der Anbetung der Freiheit, der radikalen Fokussierung auf das Ich, dem Zelebrieren der Autonomie entsteht ein Dämon der Moderne: die Einsamkeit. Diese Einsamkeit ist qualvoll. Wenn jede zweite Ehe geschieden und die Single-Gesellschaft zur Norm wird, wenn wir die eigenen Bedürfnisse über das Wohl anderer stellen, so handeln wir gegen unser innerstes Wesen, das auf die seelische Bezugnahme zu anderen ausgerichtet ist. Derzeit gibt es etwa 18 Millionen Singles in Deutschland; fast jeder Fünfte lebt also allein – zugleich geben die meisten Menschen eine glückliche Partnerschaft als Lebensziel an. Der Mensch ist ein Herdentier, diese tiefe Wahrheit lässt sich nicht ausblenden, im Gegenteil.

Die Moderne ist geprägt von den zwei großen Trends Individualisierung und Konnektivität, die einander wie Ebbe und Flut ergänzen. Auf Vereinzelung folgt ein enormes Vernetzungsbedürfnis, und natürlich kam das Internet genau zur rechten Zeit. »Du bist verbunden«, so lautet sein magischer Heilzauber, und das unaufhörliche Tippen und Klicken wirkt wie das stetige Vor-sich-hin-Murmeln des digitalen Zauberspruchs. Kaum jemand, schon gar kein moderner Single, kann sich von dessen Wirkungskraft lösen, wirkt es doch unserer Urangst vor der Isolation entgegen. Das Internet, die Urmutter im digitalen Gewand, verheißt Geborgenheit, und ja, wir könnten diesen virtuellen Raum tatsächlich zu einem Ort der Harmonie werden lassen. Doch um globale Kohärenz herzustellen, brauchen wir individuelle Kohärenz. Um ein globales harmonisches Bewusstsein zu erzeugen, braucht jeder von uns ein individuelles harmonisches Bewusstsein. Kurz: Um die digitale Vernetzung zu harmonisieren, müssen wir unsere neuronalen Netzwerke auf Harmonie einstimmen. Die bereits oben erwähnte »Re-ligio«, die wir brauchen, beginnt bei jedem Einzelnen: Wir müssen uns zunächst an uns selbst, an unsere eigene Seele rückbinden, um uns erfolgreich mit anderen verbinden zu können. Und dazu brauchen wir Digital Detox, denn mit unserer derzeitigen Nutzungsweise unserer digitalen Medien tun wir genau das Gegenteil: Wir erschaffen, unserer tiefsten Sehnsüchte zum Trotz, keinen Raum der Liebe, sondern ein Labyrinth der Ablenkungen, Verlockungen, des Neids, in dem wir uns verirren und in dem nicht das Wohl aller, sondern das selbstzentrierte Leid des Einzelnen Platz einnimmt. Das Internet unterbricht somit nur scheinbar den Trend der Vereinzelung, setzt diesem ein bombastisches Wiederaufleben der Gemeinschaft in Form von Social Media entgegen, und doch müssen wir besser aufpassen denn je. Denn wo Urangst auf Ursehnsucht trifft, da braucht es Achtsamkeit, um nicht in diesem heftigen Strudel der archaischen Gefühle unterzugehen.

Ja, wir sind vereint in unserem Bedürfnis nach der mütterlichen Urliebe. Trotzdem ist – entgegen aller digitaler Verbundenheit – unsere Angst vor der Vereinsamung berechtigter denn je. Das Versprechen des Internets bleibt viel zu oft ein leeres und es droht die vielleicht brutalste Einsamkeit überhaupt: die Entfremdung vom eigenen Ich, der eigenen Seele.

Seien Sie selbstfürsorglich

Wer morgens als Erstes sein Smartphone checkt und nicht sich selbst, wer die Nachrichten aus aller Welt, die meistens negativ sind, in einer rasanten Geschwindigkeit konsumiert, die Signale seines Körpers und seiner Seele aber überhört, wer mit zig Leuten chattet, aber mit keinem wirklich spricht, wer sich ins Internet einloggt, aber nicht dazu in der Lage ist, sich im echten Leben mit Menschen wahrhaftig seelisch zu verbinden, wer unentwegt Selfies von sich macht und dabei seine Umgebung vergisst, wer nur noch auf seinen Bildschirm starrt und keinem mehr wirklich in die Augen schaut, der spürt sich selbst nicht mehr. Wer sich in sozialen Netzwerken ständig vergleicht, sich schlecht fühlt, weil das Leben der anderen immer besser erscheint, sich ungeliebt fühlt, weil andere mehr Bewunderung erhalten, der vergisst, dass er einzigartig ist und das Private schützenswert ist. Beim sogenannten Doomscrolling scrollen wir so lange in negativen Nachrichten, bis wir uns dem Untergang nahe fühlen. Doch darüber vergessen wir, dass diese Welt nicht verdammt, sondern gesegnet ist und wir uns immer ins Gedächtnis rufen sollten, dass wir in einen größeren, höheren, heilsamen Kontext eingebettet sind.

Wer Klicks, Likes und Followern so schnell nachläuft, dass seine eigene Seele nicht mehr hinterherkommt, verliert die Orientierung. Wer sich ständig nur ablenken lässt, büßt seinen Fokus ein. Wer die Wahrheit im Internet sucht und nicht in sich selbst, wird auf Fake News und Verschwörungstheorien stoßen, die Ängste schüren. Mit all dem tun wir uns etwas an. Es muss uns bewusst werden, dass wir uns mit unseren Smartphones viel zu oft selbst verletzen. Darum ist Digital Detox ein wichtiger Akt der liebevollen Selbstfürsorge. Diese Selbstfürsorge kann man lernen und in sich kultivieren – tun Sie es gleich jetzt mit dieser Achtsamkeitsübung.

🧘 Selbstfürsorge statt Selbstverletzung

Haben Sie je zugelassen, dass Ihr Smartphone Sie traurig stimmt oder Ihnen gar Angst macht?

Haben Sie es je zugelassen, dass Ihr Smartphone Ihnen Energie raubt?

Haben Sie es je zugelassen, dass Ihr Smartphone Ihnen wertvolle Lebenszeit nimmt?

Haben Sie es je zugelassen, dass Sie Ihr Smartphone gegen Ihren Willen nutzen?

Wenn ja, haben Sie sich mit Ihrem Handy selbst verletzt. Reflektieren Sie, warum und in welchen Situationen Sie sich selbst Schaden zugefügt haben. Stellen Sie sich dann vor, wie es sich anfühlt, Ihr Handy zukünftig ausschließlich so zu nutzen, dass es Ihnen guttut. Dazu gehört auch, dass Sie keine digitalen Inhalte konsumieren, die negativen Einfluss auf Sie haben. Folgen Sie dem, was sich gut für Sie anfühlt – lassen Sie sich vom guten Gefühl leiten.

Diese neue Selbstfürsorge verbindet Sie wieder mit Ihrer Seele, die stets mit Ihnen spricht. Sie müssen nur lernen, wieder genau zuzuhören. Etablieren Sie ab jetzt einen permanenten fürsorglichen Selbstbeobachter; er schützt Sie davor, Ihr Handy unachtsam und selbstverletzend zu nutzen. Hören Sie sofort auf Ihre innere Stimme, sobald diese sich meldet. Sie ist Ihr inneres Warnsystem, das Sie ab jetzt ernst nehmen. Erkennen Sie die Bedürfnisse Ihrer Seele wieder (so wie Sie sich auch um

Ihren Körper kümmern und etwas trinken, wenn Sie Durst haben).

Nehmen Sie jede noch so kleine Regung wahr: Ihre Seele muss nicht erst laut schreien, sie kann auch flüsternd zu Ihnen sprechen. Ihnen körperliche Zeichen schicken, zum Beispiel in Form von Kopfschmerzen, Gänsehaut, schlechtem Schlaf oder einem kalten Schauer.

Missachten Sie diese Zeichen nicht. Es **sind** Zeichen. Auch die Tatsache, dass Sie dieses Buch in Händen halten und jetzt lesen, ist ein Zeichen. Gratulieren Sie sich dafür, dass Sie auf diesen Impuls gehört haben. Legen Sie Ihr Handy, wann immer es Ihnen schlechte Gefühle macht, zur Seite – schalten Sie es am besten ganz aus, zumindest aber in den Flugmodus, und unterbrechen Sie den destruktiven medialen Sog für mindestens 30 Minuten durch eine andere wohltuende Tätigkeit, zum Beispiel …

- indem Sie an die frische Luft gehen,
- Sport machen,
- sich eine Tasse Tee zubereiten,
- etwas lesen,
- mit jemandem sprechen,
- Tagebuch schreiben.

Indem Sie sich digitalen Situationen, die Ihnen nicht guttun, bewusst entziehen, schützen Sie sich vor negativen Einflüssen. Vertrauen Sie Ihrer Seele, denn sie meint es gut mit Ihnen. Zweifeln Sie nicht, wenn sie sich meldet, und zögern Sie nicht, auf sie zu hören: Ihre Intuition liegt niemals falsch und das, was Sie spüren, ist wahr.

Binden Sie sich rück und nabeln Sie sich ab

Damit wir im Kollektiv jene allumfassende Liebe erfahren können, die sich im archetypischen Menschheitstraum der Großen Mutter manifestiert, muss jeder Einzelne seine neuronalen Angst-, Stress- und Wutnetzwerke durch neuronale Netzwerke der Liebe und des Mitgefühls ersetzen. Im Hinblick auf den Zusammenhang von neuronaler und digitaler Beeinflussung gilt: Von einem gewissen Alter an ist jeder für sein eigenes Gehirn verantwortlich. Wir können diese Verantwortung nicht immer von uns wegschieben, nicht immer nur auf die Internetgiganten Google, Facebook, Apple und Co. schimpfen. Denn auch wenn deren Technologien uns verführen und signifikante Veränderungen in unserem Gehirn hervorrufen – wir sind diejenigen, die uns verführen lassen.

Mehr denn je muss sich also unsere digitalisierte Gesellschaft die Frage nach dem Glück stellen: Was ist uns wirklich wichtig? Welche Werte leben wir? Wollen wir in digitaler Umnachtung leben oder endlich erwachen? Erkennen wir, dass wir etwas verändern müssen? Verstehen wir, dass wir alle zusammenhängen und jeder seinen einzelnen Beitrag leisten muss? Und fangen wir gleich heute damit an?

Bleiben wir im Bild des Mutterarchetypus. Dieser hat der psychoanalytischen Lehre nach zwei Seiten. Eine gute, rein liebevolle, nach der wir uns sehnen. Und eine negative, die uns zu verschlingen droht. Wenn wir nicht aufpassen, kann uns genau das passieren: das Internet verschlingt uns. Mit Digital Detox aber entgehen wir dieser Gefahr und können Liebe empfinden, ohne uns in den Versuchungen zu verlieren. Die Geschichte des Internets ist noch lange nicht zu Ende erzählt, und indem wir uns mit dem virtuellen Faden ins digitale Gewebe einweben, schreiben wir uns auch ein in diese Erzählung, die zum modernen Mythos wird. Das archetypische Bild des weiblichen Fadens kommt zum Tragen und es scheint, als seien die Schicksalsgöttinnen von heute, die den urmütterlichen Faden des Lebens spinnen, als virtuelle Avatare wiederauferstanden aus den alten, fast vergessenen Erzählungen. Das Internet erzählt einen Ursprungsmythos neu. Mythen waren seit jeher dafür da, die Welt zu erklären. Das, was man nicht verstanden hat, hat man durch Göttergeschichten plausibel gemacht. Die Welt aber ist heute komplexer denn je – und die Götter von heute heißen, wenn wir es zulassen, Google, Apple und Facebook und sie definieren, wenn wir nicht gegensteuern, die Helden von heute.

Was aber ist ein wahrhaftiger Held? Einer, der zur Reife gelangt. Einer, der eine Bewusstseinsentwicklung durchläuft. Der einen spirituellen Sprung macht. Der mit sich selbst verbunden ist und nach seiner inneren Wahrheit lebt. Der das Leben lebt, für das er bestimmt ist, es aufrichtig lebt und mit Sinn und Bedeutung erfüllt. Der sein Schicksal ergreift und es mit jedem Atemzug entfaltet.

Entwickeln Sie Ihr heldenhaftes Ich

Es ist an der Zeit, dass wir zu solchen Helden werden, die im Einklang mit ihrer eigenen Seele sind und wieder auf eigenen Füßen stehen. Wir müssen uns bewusst den Versuchungen des Internets entziehen und den Ausgang der digitalen Geschichte selbst schreiben, unser Bewusstsein auf Liebe einstimmen, nicht auf Angst, uns abnabeln und trotzdem neu verbinden. Durch Digital Detox können wir die achtsame Balance zwischen online und offline finden und im Modus des »omline« stets Ruhe bewahren, selbst wenn digitale Stürme toben. Apropos Sturm: Auch Odysseus irrte durch die Ozeane. Seine Heimreise ist eine der bekanntesten Heldenreisen überhaupt. Wir alle werden durch das Internet auf die Probe gestellt. Die Heldenreise ist ein archetypisches Narrativ. Neben Odysseus steht dafür vor allem Theseus, der im Labyrinth den Minotaurus besiegen muss und nur dank des rettenden Fadens seiner geliebten Ariadne wieder hinausfindet. Im Mythos wird eines klar: Ein Held muss ausziehen, durchs Feuer gehen, der Versuchung widerstehen, Dämonen besiegen – oftmals die eigenen –, um dann gereift in die Heimat zurückzukehren und sich als wahrer Held in die Gemeinschaft einzugliedern. Dieser Anbindungsgedanke des Einzelnen an das Kollektiv zeichnet den Mythos fundamental aus. Ja, Vernetzung ist ein mythischer Akt, ein uralter Anbindungsritus.

Das Internet ist ein moderner Mythos, eine gigantische Erzählung, in die wir uns alle einschreiben, doch wir müssen zu achtsamen Helden werden, um den Ausgang dieser Geschichte zum Happy End zu machen. Wenn das Internet ein Labyrinth ist, so ist Digital Detox der Ariadnefaden: Wir dürfen uns online nicht verlieren, sondern brauchen Orientierung. Mit Digital Detox gelingt uns die moderne Heldenreise durchs Internet. Mehr noch: Wir können innerlich reifen, eine Evolution des Bewusstseins durchlaufen und als buchstäblich *er-wachsene* Persönlichkeiten daraus hervorgehen. Wir können das Monster in unserem Kopf besiegen, uns von der reinen, leidbehafteten Ichbezogenheit ablösen, das Ego überwinden und Frieden finden. Denn in vielerlei Hinsicht ist unsere Mediennutzung genau das – unreif, unerwachsen, ein kindisches Spiel. Wir sind wie Kinder im Spielwarengeschäft: Kaum blinkt etwas, rennen wir hin und wollen es haben. Im Internet muss nur etwas aufploppen, etwas laut und grell unsere Sinne animieren, schon hat es unsere Aufmerksamkeit. Für viel zu viele schon scheint das Leben tatsächlich an einem virtuellen Faden zu hängen. Wird die Verbindung zum Internet gekappt, drohen Angst, gar Panik. Wir hängen am Handy wie die Babys an der Nabelschnur und vergessen doch, dass wir längst erwachsen sind und nicht nur ohne Nabelschnur leben können, sondern dass die Abnabelung sogar notwendig ist, um selbstbestimmt leben zu können.

Ein »Zurück zur Mutter« ist verlockend und dieser Wunsch prägt unsere Zeit. Vernetzung wird zur Kulturtechnik der Moderne; das Smartphone gehört zum urbanen Lebensstil genauso wie der Wochenendausflug in die Berge, der den digitalen Stress vertreiben soll, den wir aber zugleich auf Instagram posten, um Likes dafür zu erhalten. Unsere Zeit ist von vielen Paradoxien durchzogen, nicht zuletzt der, dass viele Millennials sich aufrichtig dem Schutz der Umwelt widmen, jedoch durch Streamen, Klicks und Suchanfragen enorm viel Strom verbrauchen. Wir können mit Digital Detox diese Paradoxien aber überwinden und mit »Offline for Future« nicht nur der Natur, sondern auch uns selbst etwas Gutes tun. Im Hinblick auf die Zukunft sollten wir uns auf das Gemeinsame besinnen, das uns verbindet und stark macht. Unser Bewusstsein sucht Allverbundenheit, denn dafür ist es gemacht. Wir können sie uns einander schenken.

Lassen Sie sich nicht manipulieren

Energie folgt immer der Aufmerksamkeit und so verschwenden wir einen enormen Teil unserer Lebensenergie an digitale Zeitfresser, die unsere Reize überstimulieren und uns nicht guttun. Anstatt unsere Aufmerksamkeit nach innen zu richten und unsere eigenen Bedürfnisse wieder wahrzunehmen, erliegen wir viel zu vielen digitalen Versuchungen mit dem Ergebnis, ziellos umherzuklicken und falsche Bedürfnisse zu entwickeln, die niemals unsere eigenen waren. Algorithmen sorgen dafür, dass solche falschen Bedürfnisse entfacht werden. Wer einmal online nach Schuhen sucht, bekommt sofort entsprechende Werbung eingespielt. Unser Onlineverhalten wird beobachtet, ausgewertet und Algorithmen entscheiden, was uns aller Wahrscheinlichkeit nach gefallen könnte. Unangeforderte Newsletter erinnern uns daran, wieder etwas zu kaufen. Wir leben in einer kapitalistischen Konsumgesellschaft. Digitale Dopaminkicks erhalten wir nicht nur durch Likes, sondern auch, wenn wir online shoppen. Der mit einem Klick getätigte Konsum verschafft, wenn überhaupt, aber nur ein kurzes Glücksgefühl.

Es ist wichtig, dass wir wieder differenzieren lernen, was wirklich *unsere* Bedürfnisse sind und welche Bedürfnisse uns nur vorgegaukelt werden. Wir müssen zurückfinden zum Wesentlichen, zu dem, was wir wirklich brauchen, um glücklich zu sein. Digital Detox bedeutet, sich selbst, seine Seele und innersten

Wünsche wieder bewusst wahrzunehmen, sich an sich selbst rückzubinden. Sich auf das Wesentliche zu besinnen und sich auf diese Frequenz einzuschwingen. Sich abzugrenzen von der negativen Energie anderer, sich der emotionalen Ansteckung bewusst zu entziehen, um sein eigenes Energiefeld hochzuhalten. Sich nicht von Angst, nicht von falschem Begehren, von falschen Werten anstecken zu lassen, die unser Gehirn irreleiten und von der Glückseligkeit abhalten.

Viel zu viele Menschen haben den Bezug zu sich selbst, zu ihrem Innersten verloren. Sie haben sich bereits im digitalen Labyrinth verloren. Sie sind *unbewusst* online – lassen sich unhinterfragt treiben von ihren Gefühlen und Interessen, sich mitreißen von den Wellen des Medienmeeres; sie surfen von Seite zu Seite, alles ist ohne Anfang und Ende, denn das zeichnet das Internet ja aus: dass man sich schier bis in die Unendlichkeit klicken kann. Ja, wir sind im Internet unbewusst unterwegs und verdrängen, dass wir dabei Stück für Stück unsere Seele verkaufen. Die Filterblase, in die wir uns durch all unsere Suchanfragen, all unsere Klicks und Likes selbst hineinmanövrieren, ist ein fataler Raum. Sie ist eine hochemotionalisierte, individualisierte Gegenwelt zur Realität, die nur ein einziges Ziel hat: Gewinn. Das Internet weiß alles über uns: was uns gefällt, mit wem wir Kontakt haben, wie vermögend oder arm wir sind; ob wir uns Kinder wünschen, einen Partner suchen oder ob wir uns scheiden lassen; ob wir bei milden Temperaturen glücklicher sind als bei heißen, ob wir lieber Schokolade mit einem hohen oder niedrigen Kakaogehalt essen; um welche Uhrzeit wir Sport treiben, welche Krankheiten wir haben, wann wir uns wo aufhalten. Die Liste ist endlos. Algorithmen, diese hochkomplexen mathematischen Systeme, die all unsere unbewusst hinterlassenen Spuren auswerten, können eine perfekte Persönlichkeitsanalyse erstellen. Vermutlich können uns Algorithmen besser beschreiben als wir uns selbst. Internetfirmen sind so in der Lage, uns gezielt Informationen zuzuspielen und dafür zu sorgen, dass wir ihre Produkte konsumieren oder dass wir ihre Gedanken übernehmen.

Suchanfragen sind nicht für alle Menschen gleich: Auch die Ergebnisse werden an die Persönlichkeitsstruktur angepasst.

Erkennen Sie die Irrwege

Ein anderes Wort für diesen Mechanismus ist Manipulation. Wie frei ist unser Wille noch? Wenn er denn je frei war, so können wir jedenfalls zweifelsohne festhalten, dass er immer unfreier wird. Wir lassen uns online einfach treiben – und merken nicht, dass wir abdriften. Es mag bequem sein, sich einfach wie schlaftrunken weiter und weiter zu klicken, zu scrollen, bis der Daumen wehtut. Doch es ist fatal: Das personalisierte Internet ist Spiegel *vermeintlich* subjektiver Wünsche und Interessen, weil Algorithmen dafür sorgen, dass Nutzer primär das zu sehen bekommen, was sie zu sehen wünschen. Doch dieser virtuelle Spiegel ist ein gefährliches Zerrbild der Wirklichkeit.

Wenn Katzenvideos auf Facebook – so süß sie sein mögen – auf einmal relevanter sind als Bildung, Kultur, das gesellschaftliche Miteinander und das weltpolitische Geschehen, so haben wir uns im virtuellen Labyrinth längst verlaufen. Wenn angstfördernde Schlagzeilen dominieren, weil diese öfter geklickt werden und daraus ein kollektives Energiefeld der Panik entsteht, so wirkt sich das unmittelbar auf unsere neuronale Frequenz aus. Nochmals zurück zu den mythischen Helden: Odysseus musste dem Gesang der Sirenen widerstehen und in gewisser Weise sind all die digitalen Ablenkungen der Sirenengesang der Moderne. Da Wachs in den Ohren nicht so gut gegen Push-Nachrichten und Spam hilft, müssen wir unsere Widerstandskräfte auf andere Weise mobilisieren: mit Achtsamkeit. Achtsamkeit bedeutet, sich nicht von Ablenkungen aus der Balance bringen zu lassen. Unsere eigenen Gedanken sind ja schon Ablenkung genug. Viel zu oft stören sie uns, sogar während der Meditation. Der achtsame Trick dabei ist, dass man diese Gedanken einfach beobachtet, ganz ohne Wertung, und vorbeiziehen lässt wie Wolken am Himmel. Gedanken kommen und gehen. Auch digitale Ablenkungen kommen und gehen.

Mit dieser Achtsamkeitsübung trainieren Sie, sich nicht davon aus der Bahn werfen zu lassen.

♦ Die Kunst des Ignorierens

Fokussieren Sie sich auf Ihr gewolltes Tun. Nehmen wir an, Sie lesen. Nun hören Sie den Signalton Ihres Smartphones und wissen, dass Ihnen jemand geschrieben hat. Nehmen Sie das einfach nur wahr, ohne darauf zu reagieren, und kehren Sie zu Ihrer Lektüre zurück. Sie können später antworten.

Nehmen wir an, Sie checken online News und Ihnen wird personalisierte Werbung eingespielt (zum Beispiel die Schuhe, die Sie kürzlich angeschaut haben). Nehmen Sie diese wahr, ohne darauf zu reagieren.

Wann immer eine Ablenkung aufkommt, nehmen Sie sie wahr, ohne sie zu bewerten und ohne darauf einzugehen. Bemerken Sie die Ablenkung, lassen Sie diese los und fokussieren Sie sich wieder auf Ihr Ziel.

Folgen Sie Ihrem inneren Kompass

Die digitale Desorientierung zeigt sich vor allem darin, dass wir den Kompass für das wirklich Wichtige verloren haben. Nicht nur, dass das Negative das Positive zunehmend verdrängt, auch das Banale, Triviale, Absurde nimmt zu – den Weg in die Tiefe, die Wesentlichkeit, suchen jedoch immer weniger. Beispielsweise ist wohl kaum relevant, ob irgendwo in einem Altenheim ein Blumenkübel umfällt – eine solche Meldung wurde unter dem Hashtag #Blumenkübel 2010 zum Internetphänomen. Fast alle viralen Hypes sind auf diesem Niveau. Lachen ist wunderbar, auch die Leichtigkeit, die Albernheit ist wohltuend. Es muss nicht jeden Tag Goethe sein. Doch waren wir nicht einst eine Hochkultur? Liegt in uns nicht das Potenzial zu Größerem?

Vor 5000 Jahren bauten Menschen Pyramiden, vor 2500 Jahren schufen die bedeutendsten Philosophen – Sokrates, Platon und Aristoteles – die kulturellen Grundlagen unserer Gesellschaft. Was aber bleibt von uns? Was überdauert? TikTok-Videos? Wir sollten diesen Niveauverlust laut beklagen und dagegen vorgehen. Wir alle können unseren eigenen Anspruch an uns selbst und die Welt definieren. Kann einem denkenden, fühlenden, intelligenten Wesen dieses Kuriositätenkabinett namens Internet wirklich genügen? Etwas ganz Wesentliches bleibt unbefriedigt: unser ewiges spirituelles Streben nach dem, was wirklich war und immer sein wird. Im Internetlabyrinth verirren wir uns nur allzu leicht. Überall sind Verlockungen und Versuchungen, die uns vom rechten Pfad – dem Weg unserer Seele – abzubringen versuchen.

Lassen Sie diesen drohenden Selbstverlust nicht zu. Werden Sie jetzt digital achtsam. Das beginnt mit der Frage, ob Ihre Gedanken wirklich noch Ihre eigenen Gedanken sind – oder ob es die Gedanken einer Suchmaschine sind, die ein Algorithmus, der Ihnen etwas verkaufen möchte, sei es eine Meinung oder ein Produkt, für Sie auswählt. Das Internet beeinflusst uns weit mehr, als es uns derzeit bewusst ist. Wir müssen diese digitale Manipulation und ihre Gefahr erkennen. Influencer sind sogar nach dieser digitalen Einflussnahme benannt und es ist erstaunlich, dass das kaum weiter hinterfragt, sondern für viele zum neuen Traumberuf wird. Natürlich lässt sich damit gut Geld verdienen, wenn man zur virtuellen Werbefigur wird und sich von Marken für Produktplatzierungen entsprechend bezahlen lässt. Beruf aber kommt von Berufung und so mutet es traurig an, wenn Millionen von Menschen meinen, dafür geboren worden zu sein, um auf Instagram berühmt zu werden. Berühmt sein auf Instagram ist in etwa wie reich sein bei Monopoly – nice to have, aber es ist ein Spiel. Es zählt am Ende nicht. Und spüren wir nicht am Ende alle, dass es das noch nicht gewesen sein kann?

Der digitale Einfluss ist nicht nur hochgefährlich, weil er in die Irre leitet, sondern auch unser Gehirn verändert! Von allen Seiten wird uns eingeflüstert, was wir angeblich wollen, und das führt uns weiter und weiter von uns selbst weg. Wir entfremden uns von uns selbst, weil wir anderen mehr trauen als uns, weil wir googeln, bevor wir denken, weil wir klicken, bevor wir spüren. Wir verlieren unsere Intuition, weil wir uns an Maschinen wenden anstatt an uns selbst. Wir dürfen nicht zulassen, dass das Internet unser Gehirn auf eine destruktive Weise vernetzt. Diese Entwicklung muss ein Ende haben, denn wenn wir unsere Intuition und unsere heilsamen neuronalen Netzwerke verlieren, verlieren wir eine unserer göttlichsten Gaben. Wenn wir verlernen, auf unsere innere Stimme zu hören, werden wir taub für das geheimnisvolle Lied, das in allen Dingen schlummert und das nur wir mit unseren Herzen zum Klingen bringen können.

Ermächtigen Sie sich selbst

Schützen Sie sich daher vor digitalen Einflüssen. Ermächtigen Sie sich selbst.

Niemand kann besser wissen, was Sie wollen, als Sie selbst.

Niemand kann besser spüren, was Sie brauchen, als Sie selbst.

Lassen Sie nicht zu, dass Sie Ihre Selbstbestimmung verlieren. Lassen Sie sich nicht vom Mutterarchetypus Netz verschlingen. Werden Sie zum Helden Ihrer ganz eigenen Heldenreise und behalten Sie den rettenden Faden stets in der Hand – so finden Sie zurück zum Wesentlichen.

Erinnern wir uns noch mal an die Grundstruktur der Heldenreise, die aus drei Schritten besteht:

- dem Ruf des Abenteuers und damit dem Auszug aus der sicheren, vertrauten Welt,
- der Prüfung in Form eines Kampfes gegen das Ungeheuer,
- der Rückkehr in die Heimat als siegreicher Held.

Spielen wir das am Beispiel der digitalen Heldenreise durch: Ein Internet-User sitzt erstens zu Hause auf der bequemen Couch. Nun folgt zweitens der Ruf des Abenteuers in Form digitaler Verlockungen: Onlineshopping, Social Media, YouTube, You-Porn, Katastrophenmeldungen … Jetzt zeigt sich der Unterschied zwischen einem achtsamen und einem unachtsamen Helden: Während sich der unachtsame Held im digitalen Labyrinth verliert, süchtig wird und nicht mehr herausfindet, behält der achtsame Held stets die Kontrolle und kann diesen Versuchungen widerstehen. Er kann selbst entscheiden, wann er wo für wie lange bleibt. Er verliert nie sein Ziel aus den Augen. Der digital achtsame Held geht drittens als wahrer Sieger hervor. Er findet stets aus dem virtuellen Labyrinth heraus, mehr noch: Er hat gelernt, die Digitalisierung für eigene, klare Zwecke zu nutzen, und ist sich seiner Verantwortung bewusst, dass er selbst zum großen Ganzen beiträgt. Allem voran aber stellt er den Ruf seiner Seele all den schrillen digitalen Piepstönen voran.

Dabei impliziert dieses Herausfinden aus dem Labyrinth inneres Wachstum. Bewusstwerdung ist Wachstum. Werden Sie zu dem, der Sie wirklich sind – und nehmen Sie nicht die Persönlichkeit an, die ein Algorithmus für Sie ausgesucht hat. Lassen Sie sich nicht mehr manipulieren. Bleiben Sie in jedem Augenblick selbstbestimmt. Achten Sie gut auf Ihre Gedanken; jeder Gedanke ist Energie. Mit welcher Energie wollen Sie Ihren Geist füllen? Wohin sollen Ihre Gedanken Sie führen? Zu Höherem? Oder wollen Sie in der trivialen Energie virtueller Vergnügungen verweilen? In der negativen Schwingung der Angst und Panik?

Nochmals: Es ist nicht schlimm, sich auch mal dem reinen Spaß hinzugeben, sinnlose Videos anzuschauen und sich dabei zu amüsieren. Oder sich mit dem Leid auf dieser Welt zu konfrontieren und Berichte aus Krisenregionen anzuschauen. Doch es ist wichtig, sich auch wieder davon abzugrenzen und den eigenen Geist zu fokussieren. Es ist wie beim Essen: Fast Food ist nicht schädlich, wenn man es ab und zu isst. Wenn es aber die Hauptnahrung ist, schädigt es die Gesundheit. Ähnlich ist es mit unserem Geist. Womit füttern wir unser Gehirn? Mit virtuellem Trash? Dem drohenden Weltuntergang? Oder mit Soul-Food? Ähnlich wie unser Körper passt sich auch unserem Geist dem an, was wir ihm zuführen. Wir haben inzwischen ein Bewusstsein für die Notwendigkeit guter Ernährung entwickelt. Wir wissen, dass zu viel Zucker schädlich, Gemüse gesund ist und so weiter. Was unsere geistige Nahrung angeht, fehlt dieses Bewusstsein jedoch. Der unachtsame, unkontrollierte, gierige Internetkonsum ist wie das permanente Essen von Zucker: Er macht süchtig, hinterlässt uns unbefriedigt, versetzt uns sogar in einen »Zuckerschock« und macht krank. Stellen Sie sich das Internet als riesigen Supermarkt vor, in dem die User die Regale plündern, um sich mit zuckerhaltiger Nahrung vollzustopfen – so sehr, dass sie gar nicht mehr merken, dass sie längst überfressen sind. Wir konsumieren immer mehr und während uns das Internet verschlingt, schlingen wir selbst unachtsame Mengen an uns beeinflussenden Informationen hinunter.

Gehen Sie auf Heldenreise

Digital Detox ist ein geistiger Entgiftungsprozess, bei dem Sie lernen, diese toxischen Einflüsse auszuleiten und sich bewusst sind, dass Ihr Geist heilsame Stimuli braucht, um gesund zu bleiben. Das ist ein innerer Reifungsprozess, bei dem Sie sich selbst begegnen – und erkennen, was Sie wirklich brauchen. Sind Sie bereit für das Abenteuer, sich selbst zu begegnen? Mit dieser Achtsamkeitsübung werden Sie zum Helden in Ihrer persönlichen Heldenreise. Sie befreien sich von digitalen Einflüssen und finden zurück zu sich selbst. Nur so können Sie Ihre eigenen Bedürfnisse wieder spüren, das für Sie Wesentliche erkennen und dem Ruf Ihrer Seele folgen.

🔔 Das erfüllte Herz

Legen Sie das Handy beiseite und Ihre Hand auf Ihr Herz. Nehmen Sie drei tiefe Atemzüge. Kommen Sie bei sich an. Verbinden Sie sich mit Ihrem Herzen. Wenn Sie so weit sind, öffnen Sie die Augen.

Füllen Sie nun dieses vorgezeichnete Herz aus: Schreiben Sie in das Herz die Bedürfnisse, die Sie haben. Ihre Wünsche für ein erfülltes Leben.

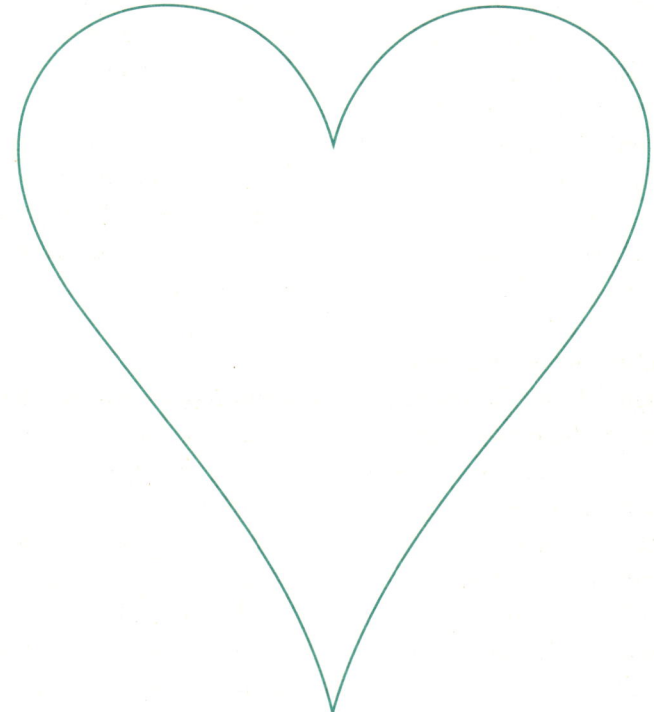

Wenn Sie fertig sind, gehen Sie jedes einzelne Bedürfnis durch. Spüren Sie es, halten Sie es für einen Moment innerlich fest. Fragen Sie sich, ob es wirklich Ihr ureigenes Bedürfnis ist, ob es wirklich Ihrem Herzen entspringt oder ob es durch einen

Fremdeinfluss in Sie hineingelegt wurde. Wenn es wirklich Ihr Wunsch ist und Sie spüren, dass er Ihnen guttut, so bewahren Sie ihn in Ihrem Herzen. Er ist Ihre Motivation. Wenn das Bedürfnis nicht Ihres ist oder es Sie nicht mit einem aufrichtigen Glücksgefühl von innen heraus erfüllt, so lassen Sie es los.

Jeder Held braucht eine Motivation: einen Wunsch, der ihn antreibt. Sie haben nun diesen Antrieb gefunden.

Beantworten Sie nun für sich diese Fragen:
Hat Ihr Herzenswunsch irgendetwas mit Ihrem Handy zu tun?
Kann das Internet ihn erfüllen?
Lenken Sie sich online davon ab, dass Ihr Herzenswunsch unerfüllt ist?

Machen Sie sich bewusst, dass der Weg zur Erfüllung Teil Ihrer Reise ist. Sie können aus diesem derzeitigen empfundenen Mangel schöpfen; er ist kein Makel, Sie haben nichts falsch gemacht. Sie sind auf einer Reise, der wichtigsten Reise überhaupt: der zu sich selbst. Und diese Reise ist ein unaufhörliches, stetiges Werden.
Alles, was Sie dafür brauchen, ist in Ihnen selbst angelegt: Wie viel von Ihrem Herzenswunsch können Sie sich selbst erfüllen? Zum Beispiel durch eine neue innere Einstellung? Durch eine neue, achtsame Selbstfürsorge?

Wenn Sie sich an das Außen wenden, seien Sie achtsam, denn jeder Held braucht auf seiner Reise Gefährten, die ihn liebevoll begleiten. Wählen Sie Ihre Gefährten weise: Wem können Sie wirklich vertrauen? Welchem Ihrer virtuellen Kontakte können Sie vertrauen?

Stellen Sie sich dafür vor, dass Sie in einem Labyrinth verirrt sind. Gehen Sie Freund für Freund imaginär durch. Wer wirft

Ihnen den rettenden Faden zu? Wer nicht? Welcher digitale Freund ist dabei? Ist überhaupt irgendein Follower dabei?

Vergessen Sie nicht: Egal, wie oft Sie Ihr Handy auch in der Hand halten, es wird Ihnen nicht die Hand halten, wenn es Ihnen schlecht geht. Das tun die Freunde, die Ihnen den Faden geben – denn diese sind echte Freunde im echten Leben. Seien Sie dankbar dafür. Pflegen Sie diese Kontakte gut, denn sie sind Ihre treuen Gefährten, mit denen Sie Abenteuer bestehen, die Sie retten, wenn Sie Hilfe brauchen. Solche Freunde sind ein Geschenk. Bleiben Sie in achtsamer Herzensverbindung miteinander.

Herzlichen Glückwunsch! Sie haben auf Ihrer spirituellen Reise einen ganz entscheidenden Schritt gemacht, denn wahre Helden kehren siegreich zurück. Wir können diese Heimkehr auch als Heimkehr zu uns selbst bezeichnen. Genau das gelingt Ihnen von nun an immer mehr, indem Sie einen lebensverändernden Schritt nach dem anderen machen.

Zusammengefasst: Kein virtuelles Leben wird je ein echtes Leben ersetzen.
Schreiben Sie Ihre Lebensgeschichte selbst und bewahren Sie die Kontrolle darüber. Sie sind der Held. Folgen Sie dem Ruf Ihrer Seele, und Sie werden Ihre Bestimmung erkennen und Erfüllung finden. Leben Sie so, wie Sie wirklich leben wollen, nach den Werten, die Ihnen wirklich wichtig sind – selbstbestimmt und unbeeinflusst. Denn das für Sie richtige Leben können nur Sie selbst leben.

Verbundenheit

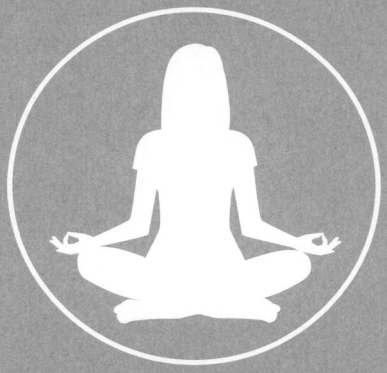

»Spiritualität heißt, mit tiefster Herzensweisheit
zu wissen, dass wir alle seelisch miteinander verbunden sind.
Sich dieser höheren Wahrheit hinzugeben,
sich in dieses ewige Netz der unendlichen Sicherheit
fallen zu lassen, ermöglicht einen Frieden,
wie wir ihn sonst vergeblich suchen.
Wer diese tiefste seelische Verbundenheit zulässt,
würdigt sein wahres Ich – und wird lebendiger denn je.«

Warum unser Gehirn empathische Verbindungen sucht und wie wir das Internet zu einem mitfühlenden Netzwerk machen

Sie wissen nun, dass Vernetzung das Urprinzip allen Lebens ist und Sie selbst Teil des großen Ganzen sind, verwoben in einen größeren Kreislauf; gleichzeitig sind Sie der Held in Ihrer ganz individuellen spirituellen Reise. Spüren Sie schon einen heilsamen Effekt dieser Seelenreise? Kommen Sie immer mehr bei sich selbst an. Sie sind nicht allein, auch ohne Handy nicht! Denn wir sind alle unsichtbar verbunden – darum geht es auch in diesem Kapitel. Und es bleibt mythisch und wird mystisch. Wir haben bereits gesehen, dass die Sehnsuchtsvorstellung einer ursprünglichen Verbundenheit, symbolisiert durch den Mutterarchetypus, dem kollektiven Unbewussten entspringt. Diese wohltuende Vorstellung, durch ein urmütterliches Ganzes vereint zu sein, wohnt uns allen inne. Sie schlummert in unseren Seelen und ist ein Traum, den wir alle träumen. Mit Digital Detox können wir aus diesem gemeinsamen Traum aufwachen, ihn uns bewusst machen und ihn dadurch zum Leben erwecken. Digital Detox *ist* das spirituelle Erwachen, das unsere Seele jetzt braucht. Denn längst laufen wir Gefahr, dass aus dem Traum der Allverbundenheit ein Albtraum der Isolation, des Selbstverlusts, aber insbesondere auch des Empathieverlusts wird. Digital Detox holt das Mitgefühl zurück in unsere gesellschaftliche Mitte und unsere Welt braucht das dringender denn je. Mit Digital Detox können wir uns bei vollem Bewusstsein, klar, hellwach, näher denn je fühlen und wieder emotional zueinanderfinden. Indem wir ein neues Mindset kultivieren, das auf Mitgefühl ausgerichtet ist, können wir uns unseren größten Wunsch der harmonischen Einheit erfüllen.

Der Schlüssel zu dieser mitfühlenden Einheit liegt in unserem Gehirn. Dort entsteht das Gefühl totaler Verbundenheit, das heilsame Einheitsgefühl, das in Religionen seit jeher als erleuchtungsgleicher Zustand beschrieben wird (dazu im nächsten Kapitel mehr). Seelische Verbundenheit *ist* Spiritualität. Sie ist die Harmonie, die uns Frieden schenkt, der Gleichklang zwischen Ich und Welt. A – U – M, da ist sie wieder, die alte Silbe, die sich im gemeinsamen Tönen zu einem ewig hallenden, zeitlos vibrierenden Urlaut formt, in dessen Echo wir uns einschwingen. Aum, Om, One – wir sind eins. Wir wollen eins sein, denn dafür sind wir gemacht. Unser Gehirn wurde für Verbundenheit erschaffen.

Entfalten Sie das Potenzial Ihres Gehirns

Unser Gehirn kann nicht anders, als mit anderen Gehirnen empathisch in Resonanz zu treten. Konnektivität – das bezeichnende Merkmal des Internets – ist das Grundprinzip unseres Gehirns und mit Digital Detox können wir das Vernetzungspotenzial unseres Gehirns voll entfalten. Das ist wichtig, denn dieses Potenzial bleibt derzeit nicht nur ungenutzt, es ist maximal gefährdet. Wir benutzen Smartphones, um miteinander Kontakt aufzunehmen, doch – das ist die tragische Paradoxie – der Missbrauch dieser Technik in Form des übermäßigen Konsums wirkt sich negativ auf unsere neuronale Konnektivität aus, sodass wir uns weniger verbunden fühlen. Use it or lose it, wer rastet, der rostet, das gilt für Körper wie auch Gehirn! Wenn wir unseren Körper nicht bewegen, schwinden die Muskeln. Wenn wir unsere neuronale Vernetzung vernachlässigen, passiert das Gleiche: die Konnektivität, und damit die Fähigkeit zur Empathie, wird gemindert. Das Hirn hat keine Muskeln, aber Nervenzellen, die sich je nach Gebrauch vernetzen. Digital Detox wirkt sich positiv auf unsere neuronale Konnektivität aus, denn durch die Abkehr vom Digitalen und die Hinwendung zum Zwischenmenschlichen können wir Empathie trainieren. Kurz: Wer nur in einen Bildschirm schaut, verlernt, sich in andere einzufühlen! Um neuronal so miteinander in Verbindung treten zu können, dass wir wahre Verbundenheit spüren, ist Digital Detox also unerlässlich. Es ist das mentale Trainingsprogramm, mit dem wir die Magie der absoluten Verbundenheit wieder spüren lernen.

Ein solches Training können Sie ganz mühelos mit folgender Achtsamkeitsübung in Ihren Alltag einbauen.

🔔 Empathie üben

Empathie trainiert man am besten im zwischenmenschlichen Kontakt. Wann immer Sie daher mit anderen sprechen, legen Sie Ihr Handy außer Sichtweite und bitten Sie auch Ihr Gegenüber darum. Allein die Präsenz eines Smartphones verschlechtert die Qualität Ihres Gesprächs, denn diese bedeutet Ablenkung. Gute Gespräche aber entstehen, wenn sich alle Gesprächspartner ganz aufeinander konzentrieren. Sagen Sie sich innerlich: »Ich höre ganz genau zu.« Und tun Sie es.

Erklären Sie auch den Esstisch zur handyfreien Zone und verbessern Sie dadurch die familiären Begegnungen. Schenken Sie einander Ihre volle Aufmerksamkeit, lesen Sie Gestik und Mimik und versuchen Sie, die Emotionen der anderen nicht nur zu verstehen, sondern sich wirklich einzufühlen. Wenn Sie in sich selbst spüren, was der andere spürt, fühlen Sie sich näher denn je. Zauberhaft, oder?

Magisch ist diese Verbundenheit in der Tat. Denken Sie an den Alien aus der Anfangsgeschichte zurück. Er sagte, die Menschen bräuchten keine zusätzliche Liebe, denn diese sei schon da. Ja, die Liebe existiert. Sie zieht die Menschen zueinander hin. Was ist die Liebe außer Magie? Wir können sie nicht wissenschaftlich erklären, und doch gibt es sie. Sie ist die stärkste Macht auf dieser Welt. Wenn sich Menschen lieben, fühlen sie sich maximal verbunden. Niemand ist sich näher als zwei Liebende. Auf einmal scheinen nicht nur die Herzen im selben Takt zu schlagen, sondern es scheint auch keine Missverständnisse mehr zu geben. Die Liebe macht uns kommunikativ durchlässig und wir meinen, die Gedanken des anderen lesen zu können. Auffallend häufig erleben Liebende telepathische Phänomene: Die SMS kommt just in dem Moment, da man selbst an den Absender denkt. Das Telefon klingelt, während man gerade eine E-Mail an den Anrufer schreibt.

Alles nur Zufall?

Es gibt keine Zufälle.

Entfachen Sie ein Spiegelneuronenfeuer

Gehirne von Liebenden sind ideal synchronisiert. Liebe ist die höchste Form der Empathie und unsere Gehirne sind auf empathische Vernetzungsprozesse ausgerichtet. So wie ein Handy automatisch nach Netz sucht, wenn es keines hat, so sucht unser Gehirn automatisch nach einem empathischen Austausch mit einem anderen Gehirn. Kein Gehirn ist in Isolation glücklich – wir können nicht anders, als nach neuronaler Vernetzung zu streben. Sogenannte Spiegelneurone sind dafür zuständig, diese empathischen Verbindungen herzustellen.

Spiegelneurone, auch Empathieneurone genannt, sind visuomotorische, also für die Koordination zuständige, Nervenzellen in unserem Gehirn, die ein Resonanzsystem bilden. Da ist sie also wieder, die Resonanz, die Schwingung, die uns seelisch verbindet und die wir so sehr brauchen, um miteinander in eine tiefe Verbundenheit zu treten. Durch Spiegelneurone verstehen wir andere, denn, wie der Name sagt, sie spiegeln die Handlungen und Gefühle anderer in uns selbst. Stellen Sie sich Ihre eigene Seele als Spiegel vor. Wenn Sie dort hineinblicken, können Sie sinnbildlich in sich selbst die Seele des anderen erkennen. Insofern ist eine gesunde Beziehung zu uns selbst unerlässlich, um eine gute Verbindung zu anderen aufbauen zu können. Ist der eigene innere Spiegel blind, kann man weder sich selbst noch andere erkennen. Spiegelneurone erzeugen in uns die Emotionen des anderen, bringen diese zum Schwingen. Unsere Gefühle werden intuitiv übertragen, wir stecken einander emotional an. Wenn wir zum Beispiel jemand weinen sehen, werden die Spiegelneurone aktiv; sie »feuern« in unserem Gehirn und lösen in uns das Gefühl aus, das der andere empfindet. Sie kennen den Effekt, dass Sie zucken, wenn Sie sehen, wie sich jemand in den Finger schneidet? Genau das erzeugen Spiegelneurone.

Eigenes und fremdes Bewusstsein werden dadurch wie eins: Spiegelneurone lassen die Grenze zwischen Ich und Welt fallen. Wir werden durchlässig für den anderen. Das fühlt sich magisch an und tatsächlich schenkt uns die Erforschung der Spiegelneurone einen wissenschaftlichen Erklärungsansatz für spirituelle Phänomene wie der Unio mystica – der seelischen Allverbundenheit, von der schon die Mystiker träumten. Spiegelneurone schlagen nicht nur eine Brücke zwischen Individuen, sondern auch zwischen moderner Wissenschaft und Spiritualität. Sie machen uns transparent und sind die Schwelle zur Transzendenz, wie wir im nächsten Kapitel sehen werden. Spiegelneurone vernetzen eigenes und fremdes Bewusstsein, wir können dadurch fühlen, was der andere fühlt. Das ist eine bahnbrechende Erkenntnis. Eine Wiederverzauberung. Denn wenn Gott uns die Sehnsucht nach spiritueller Verbundenheit in die Herzen gelegt hat und er den Traum der Allverbundenheit in uns und mit uns träumt, so ist allein die Tatsache, dass wir den Gedanken der spirituellen Einheit denken und träumen können, Beweis dafür, dass es sie gibt.

Spüren Sie, wenn es klick macht

Die Erforschung der Spiegelneurone ist sozusagen die wissenschaftliche Legitimierung unserer intuitiven holistischen Sehnsüchte. Die sozialen Neurowissenschaften, die das Gehirn explizit als ein soziales, auf empathischen Austausch hin konzipiertes Organ verstehen, werden zukünftig sicherlich noch weitere »mystische« Erkenntnisse liefern. Es ist wichtig zu verstehen, dass unser Gehirn wie eine Art Peilsender nach anderen Gehirnen sucht, um mit diesen in einen neuronalen Austausch zu treten. Im Bestfall schwingen wir empathisch miteinander – das meinen wir, wenn wir sagen, dass wir mit jemandem auf einer Wellenlänge sind. Wir schwingen auf derselben Frequenz und erzeugen dadurch Resonanz, einen harmonischen Gleichklang. Diese Schwingungen können wir nicht sehen, aber spüren!

Erlauben Sie sich das Gedankenspiel, diese unsichtbaren Schwingungen, die überall zwischen Menschen stattfinden, im Geiste sichtbar zu machen. Was für ein buntes und wildes »Wellenbad« das gäbe! Vertrauen Sie auf Ihr Gefühl, wenn Sie sich bei jemandem wohlfühlen (oder unwohl). Sie können nicht irren, denn dieses Gefühl entsteht unmittelbar in Ihrem Gehirn aufgrund der erzeugten Schwingung. Entweder »connecten« Sie mit jemandem neuronal – oder eben nicht. Sie spüren, wenn es klick macht. Suchen Sie die Nähe der Menschen, mit denen Sie am höchsten schwingen! Diese geben Ihnen gute Energie.

Mit folgender Achtsamkeitsübung können Sie Ihre empathischen Fähigkeiten darauf trainieren, das Unsichtbare zwischen sich und Ihren Freunden zu erkennen. Spiegeln Sie die Seele des anderen in sich selbst.

Begegnung von Herz zu Herz

Bereits in der letzten Achtsamkeitsübung haben wir gelernt, das Smartphone immer außer Sichtweite zu lassen, wenn wir mit jemandem sprechen. So ermöglicht Digital Detox tiefere Begegnungen: von Herz zu Herz, Seele zu Seele.

Nun intensivieren wir diese Achtsamkeit noch: Wenn Sie das nächste Mal einen lieben Menschen treffen, werden Sie sich bewusst, dass sich nicht nur zwei Körper begegnen, sondern auch zwei Herzen, zwei Seelen, zwei Gehirne – und dass ein gemeinsames Bewusstsein entstehen kann.

Schalten Sie beide Ihre Mobiltelefone ganz aus, schauen Sie einander in die Augen und fühlen Sie sich in den anderen ein. Hören Sie ganz genau zu. Versuchen Sie, das wahre Ich des anderen zu erkennen. Wer ist dieser Mensch, der Ihnen gegenübersitzt, wirklich? Was empfindet er? Welches Seelenbild empfangen Sie ganz intuitiv von ihm? Schauen Sie dafür in Ihren inneren Spiegel.

Erhalten Sie diese ungestörte Intimität aufrecht. Ziehen Sie gedanklich einen magischen Kreis um sich, erschaffen Sie einen heiligen Raum: Es gibt jetzt nur Sie beide. Es gibt in diesem Moment nichts Wichtigeres als Sie zwei. Niemand darf in diesen heiligen Raum eintreten.

Werden Sie empfänglich für das Unsichtbare, das Seelische, das zwischen Ihnen schwingt, und schwingen Sie sich auf eine gemeinsame Frequenz ein. Seien Sie ganz präsent. Stellen Sie sich vor, Sie könnten dieses Unsichtbare sichtbar machen: Wie viel würde zwischen Ihnen strömen und fließen: Wärme, Liebe, Vertrautheit, Heiterkeit …

Beenden Sie Ihre Begegnung mit innerer Dankbarkeit für diese neue Intensität.

Bewahren Sie Ihr Mitgefühl

Da sich bei immer mehr Menschen aufgrund permanenter digitaler Ablenkung und fehlendem realen Kontakt diese neuronale Vernetzung reduziert, ist es kein Wunder, dass eine neue Einsamkeit entsteht. Der Schmerz dieser Einsamkeit wird durch den modernen Lebenswandel verstärkt, denn gewissermaßen zog das moderne Individuum aus, die Isolation kennenzulernen – Moderne ist soziologisch betrachtet gleichzusetzen mit Vereinzelung und Vereinsamung. Lange vor Facebook gab es echte, also analoge, soziale Netzwerke, zum Beispiel in Form der Großfamilie oder der Religionsgemeinschaft, der Klassen- und Geschlechtszugehörigkeit. Wer sich aus diesen herauslöst, erlebt genauso Freiheit wie Verunsicherung. Oder anders gesagt: Ein Single kann sich in der anonymen Großstadt vermutlich besser entfalten als in der Dorfgemeinschaft, wo jeder alles sieht. Ob er aber bei all den Onlinedates am Ende wirklich glücklich wird, ist eine andere Frage. Der moderne Mensch erlebt eine radikale Individualisierung; er kann zwar in einer globalisierten Welt überall agieren, fühlt sich jedoch zunehmend heimat- und rastlos. Kurz, er vereinsamt. Und – aller Verheißungen der digitalen Vernetzung zum Trotz – er vereinsamt durch das Internet noch mehr. Ob Facebook, Twitter, Instagram oder Snapchat, Social Media zehrt immer vom Nimbus der Urhorde; unsere leuchtenden Screens sind gewissermaßen das Lagerfeuer der Moderne, um das wir uns scharen und hoffen, dass wir uns geborgen, verbunden und geschützt fühlen. Doch dieses kalte Licht der Smartphones erwärmt unsere Herzen nicht oder nur ungenügend. Isolation hat während Corona eine ganz neue Dimension erfahren und auch keine acht Stunden online können diesen Schmerz des Alleinseins nachhaltig lindern. Im Gegenteil: Der exzessive digitale Konsum hat längst das Gehirn auf noch mehr Einsamkeit umprogrammiert. Denn der moderne Mensch vereinsamt insbesondere deshalb, weil er die neuronalen Empathie-Schaltkreise in seinem Gehirn, die für echte Verbundenheit zuständig sind, ungenutzt lässt.

Erkennen Sie Ihr seelisches Urbedürfnis

Der schrittweise Verlust unserer empathischen Schwingungsfähigkeit ist eine der schlimmsten Entwicklungen für unsere Welt. Wenn die Befähigung zum Mitgefühl schwindet, verschwindet die Liebe aus unserer Gesellschaft. Die Liebe aber ist die göttliche Macht, die uns im Innersten zusammenhält. Wir können den kollektiven Verlust des Mitgefühls auch als ein Absinken der empathischen Frequenz bezeichnen. Nur wenn jeder Einzelne seine Schwingungsfrequenz erhöht und sich auf eine höhere Bewusstseinsstufe hebt, können wir als Ganzes liebevoll miteinander schwingen und in eine neue, wesentliche, eigentliche Resonanz treten, Gemeinschaften der Liebe gründen – im virtuellen wie auch im realen Leben. Die moderne Vereinsamung vor den

Smartphones ist primär eine Selbstverletzung, die in der Verletzung anderer und im kollektiven Schmerz des mangelnden Mitgefühls füreinander mündet. Verbundenheit ist ein seelisches Urbedürfnis. Wer aber seinem Innersten zuwiderhandelt, schadet sich und allen anderen – mit schweren Folgen. Der moderne Mensch vereinsamt, weil er nicht mehr auf seine Seele hört, und die Kollektivseele der modernen Gesellschaft leidet mit.

Der Ruf der Seele aber wird lauter. Bleibt er unbeachtet, kommt es zu Krankheiten. So ist die digitale Depression Manifestation einer unerhörten Seele und wir können ohne Übertreibung sagen, dass die digitale Gesellschaft eine Suchtgesellschaft ist. Wir dürfen uns nicht noch weiter wegbewegen vom Wunsch unserer Seele, miteinander in echte Verbindung zu treten. Wir müssen *jetzt* aufwachen, *jetzt* unser Bewusstsein ändern, *jetzt* unsere Aufmerksamkeit wieder dem wirklich Wichtigen schenken. Wir verlieren unsere Lebenszeit an das Internet. Unser Leben aber ist ein göttliches Geschenk. Jeder Tag, jede Stunde, jede Sekunde, jeder einzelne Augenblick ist ein Geschenk. Wir müssen uns der Gabe des Mitgefühls wieder gewahr werden, um zu erkennen, wie fatal die derzeitige Situation ist. Wir können einen heilsamen Weg aus dem digitalen Labyrinth finden, den rettenden Faden Digital Detox ergreifen und unserer Seele den Wunsch erfüllen, den sie wirklich hat: wahre Verbundenheit.

Fühlen Sie, was andere fühlen

Zu fühlen, was der andere fühlt, das Denken hinter sich zu lassen und ganz im anderen aufzugehen, das ist mehr als nur eine Utopie. Die psychologische Forschung untermauert das, was wir intuitiv schon seit jeher spüren: dass es eine spirituelle Verbundenheit zwischen eigenem und fremdem Bewusstsein gibt. Und diese entsteht in unserem Gehirn. Digital Detox ist auch eine Rückführung zur Intuition, zu diesem tieferen Wissen, das wir alle in unseren Seelen tragen und an das wir uns wieder erinnern müssen. Es ist alles schon da, Sie wissen es längst, ganz tief in Ihrem Inneren. Dank Ihrer Herzensweisheit. Aber nur, wenn wir uns von unseren ablenkenden Handys abwenden und unserem Innersten zuwenden, können wir wieder spüren, dass wir einander seit jeher und bis in alle Zeiten innewohnen. Spiegelneurone erhärten wissenschaftlich diese uralte Kenntnis. Teil voneinander zu sein, die Gefühle des anderen unmittelbar miterleben zu können, eine heilsame Anbindung der Individualseele an die Kollektivseele, das ist der Wesenskern der Menschlichkeit. Diese tiefere, höhere, wahrhaftige seelische Verbundenheit macht das Leben schön, macht es lebenswert. Der Sinn des Lebens liegt nicht im Internet. Er lässt sich auch nicht durch eine Suchmaschine, sondern nur in unserem Innersten finden. Er liegt genau in dieser liebenden spirituellen Vernetzung. Die Fähigkeit dazu ist ein Geschenk – ein Geschenk, das wir derzeit wegwerfen.

Anstatt unsere mentale Fähigkeit zum Mitgefühl auszubauen und Empathie zu kultivieren, gar zu Meistern der gegenseitigen emotionalen Feinabstimmung zu werden und uns dadurch so nahe wie nur möglich zu kommen, haben wir uns einer Technologie zugewandt, die unser Mitgefühl gefährdet. Dem Internet ist unsere Seele und auch das Miteinander egal. Es ist ein Ort, der weitgehend durch die Abwesenheit von *echter* Empathie geprägt ist. Dieses Fehlen von Nächstenliebe aber ist eines der gravierendsten gesellschaftlichen Probleme überhaupt: Es macht uns, unsere Seele, unsere kollektive Seele krank. Wenn wir zur gegenseitigen Liebe erschaffen sind, uns aber den ganzen Tag in einem potenziell nächsten*feindlichen* Umfeld bewegen, so entsteht ein enormer Leidensdruck. Das Internet bringt nur selten das Beste in uns hervor, in den meisten Fällen triggert es die schlechten Eigenschaften: Es füttert das Ego, den Narzissmus, die Gier. Es ist eine einzige grandiose Versuchung und führt uns weg vom Wesentlichen. Es programmiert unser Gehirn, das ursprünglich auf Empathie ausgerichtet ist, um – auf die fatale Sucht nach Aufmerksamkeit. Use it or lose it – indem wir die Fähigkeit, den anderen neuronal zu spiegeln, zusehends verlernen, verlieren wir viel.

Kommen Sie auf die gute Seite

Natürlich ist das Internet voller Gefühle, doch diesen fehlt es zumeist an Authentizität.

Das Internet oszilliert zwischen Candy- und Shitstorm: Es gibt einerseits überschwängliche Liebesbekundungen in Form von Tausenden von Likes, andererseits Hasslawinen – beides ist realitätsfern, denn kaum jemand würde im echten Leben anderen derartigen Zuspruch oder brutale Ablehnung zuteilwerden lassen, schon gar nicht, wenn man sich nicht wirklich kennt. Das Internet ist ein überdimensionaler Konsumapparat geworden, in dem Algorithmen unser Verhalten manipulieren, damit wir länger online sind, mehr kaufen und das denken, was wir denken sollen. Es ist auch ein Ort der unkontrollierten Triebauslebung; Sigmund Freuds »Es« erlebt ein Revival. Nicht nur in anonymer Verborgenheit können wir unsere dunkelsten Aggressionen ausleben. Diejenigen, die ihr wahres Gesicht zeigen und ihren Zorn, ihre Pöbeleien, ihre Unwahrheiten in die Welt hinaustwittern, werden für dieses unempathische Verhalten sogar noch mit der im Internet allerhöchsten Währung fürstlich entlohnt: der Aufmerksamkeit. So entsteht ein fataler Kreislauf. Wer am lautesten, absurdesten, boshaftesten schreit, erhält am meisten Aufmerksamkeit. Nach dieser Bestätigung aber werden sehr viele Menschen süchtig. Sie kickt uns, wir werden kurzzeitig geflutet mit Glücksgefühlen, kommen also in den Dopaminrausch, der uns schadet, von dem wir aber nur schwer loskommen. Das Böse ist seit jeher ein größerer Aufreger als das Gute und da das Internet alles potenziert, wird auch das Aufregende noch aufregender.

So finden durch Social Media millionenweise Persönlichkeitsveränderungen statt und die dunkle Seite, die in den meisten Menschen schlummert, bekommt auf einmal Raum. Im Kollektiv handeln Menschen anders als allein. Im Internet verhalten sich Einzelne anders als im echten Leben, weil sie sich von sich selbst entfremden, nicht mehr mit sich selbst, ihrer eigenen Seele im Einklang sind. Der Begriff der Deindividuation bringt dies zum Ausdruck: Der einzelne User, der zu Hause allein vor dem Handy sitzt, ist auf sich selbst zurückgeworfen. Er geht online und ist damit inmitten einer Community, durch die er einen gewissen Grad an Verbundenheit spürt, in der aber dennoch Anonymität herrscht. Im Schutz dieser nebulösen Gemeinschaft geht nun etwas vor sich: Er geht in der digitalen Masse unter, verliert seine Individualität, löst sich von seinen individuellen Kontrollmechanismen und öffnet sich für das Jenseits der analogen Zivilisiertheit.

Im Internet sind Trolle keine Fabelwesen, sondern normale Menschen, die sich ihrem Sadismus hingeben und mit Hasskommentaren andere attackieren. Cyberbullying ist weitverbreitet und eine besonders dunkle Ausprägung der Onlinesucht, denn sie betrifft nicht nur den Süchtigen selbst, sondern auch die Menschen, die der Süchtige in seine Probleme hineinzieht. Trolle sind Kranke, die Hilfe brauchen. Sie sind süchtig nach dem dunklen »Erfolg«, den sie durch ihr destruktives Verhalten bekommen. Dabei sind Trolle gewiss nicht glücklich – sie haben sich von sich selbst und der Liebe anderer entfernt. Sie füttern ihr Ego mit dem Aufmerksamkeitsrausch und vergessen immer mehr, dass es im Leben nicht um einen selbst geht, sondern um die anderen, deren Seelen wir berühren dürfen. Smartphones machen egoistisch. Die Sucht danach ist Ausdruck eines neuen, fatalen Narzissmus, der die Gesellschaft krank macht. Wir können uns diesen Hang zum Reißerischen wieder abtrainieren und die Sucht nach Aufmerksamkeit durch Empathie ersetzen.

Folgende Achtsamkeitsübung hilft Ihnen, sich wieder auf sich selbst und auf das zu konzentrieren, was Ihnen tatsächlich guttut.

Don't feed the troll –
Abstand gewinnen zu negativen Kommentaren
Haben Sie sich auch schon einmal dabei ertappt, wie Sie sich von negativen Kommentaren haben mitreißen lassen? Wie haben Sie sich dabei gefühlt?

Wenn Sie sich das nächste Mal dabei beobachten, nehmen Sie innerlich Abstand und fragen Sie sich, ob die Inhalte wirklich Ihre eigene Meinung widerspiegeln oder ob Sie sich nur von einem destruktiven Sog mitreißen lassen. Fragen Sie sich, was Sie ganz persönlich davon haben, wenn Sie beim Bashing mitmachen. Grenzen Sie sich ab und verwandeln Sie das Negative in etwas Positives, ersetzen Sie Hass durch Liebe.

Schließen Sie die Website und wenden Sie sich dem Guten zu. Wem könnten Sie genau jetzt durch eine nette Botschaft, ein Kompliment eine kleine Freude machen? Schicken Sie jemandem eine entsprechende Botschaft und erleben Sie, dass Freude zurückkommt, wenn Sie Freude geben.

Gehen Sie nun noch weiter: Stellen Sie sich den Menschen, mit dem Sie digital in Kontakt treten, glücklich vor. Wünschen Sie ihm Glück. Stellen Sie sich vor, dass Sie ihn durch Ihren Kontakt noch glücklicher machen. Spüren Sie in sich selbst, was diese Vorstellung mit Ihnen macht – werden Sie selbst glücklicher? Erlauben Sie sich, sich selbst als glücklichste Version Ihrer selbst zu imaginieren – und warten Sie ab, was passiert, wenn Sie sich darauf einlassen.

Überwinden Sie den Narzissmus

Bleiben wir beim Narzissmus und der Spiegelmetapher: Im Mythos verliebt sich der wunderschöne Narziss in sein eigenes Spiegelbild. Wir können diese Geschichte in Ovids Metamorphosen lesen und tatsächlich passiert genau eine solche Metamorphose –

eine Verwandlung – mit unserer kollektiven Seele. Das »Selfie« ist das moderne Pendant zum Spiegelbild, das Narziss im Fluss sieht und in das er sich fatalerweise verliebt. Um aber Empathie zu empfinden, dürfen wir nicht nur uns anschauen und unsere Eitelkeit bedienen, sondern müssen uns anderen zuwenden, um wahrhaft glücklich zu werden.

Der Narziss-Mythos ist eine traurige Geschichte. Der hochmütige Jüngling weist alle, die ihn lieben wollen, zurück. Kein Herz kann ihn bewegen. Auch nicht das der Nymphe Echo, die er verschmäht. Ein zutiefst enttäuschter Verehrer aber wendet sich schließlich mit der Bitte an die Götter, Narziss möge sich selbst lieben, das Geliebte jedoch nie besitzen. Die Göttin Nemesis, die nicht nur für Rache, sondern auch gerechten Ausgleich zuständig ist, erhört die Bitte des gekränkten Herzens. Als Narziss dann an einer Quelle seinen Durst löschen möchte, wird er beim Trinken vom Schein seines eigenen Antlitzes verzaubert. Er verliebt sich in sich selbst, schaut entzückt sein Haar an, seine glatten Wangen, ist voller Bewunderung für das, was er da sieht. Er versucht, sich selbst zu küssen, nach sich selbst zu greifen, ist vom Liebeswahn gefesselt, denn er verwechselt Sein mit Schein, Körper mit Schatten. Er fasst in die Welle, kann sich aber natürlich nicht ergreifen. Er verzweifelt, ruft in die Wälder, ob je einer mit härteren Qualen geliebt habe als er. Immer mehr schwindet Narziss dahin, sein inneres Feuer zerfrisst ihn, bis er schließlich entkräftet stirbt. Am Ort seines Todes erblüht schließlich eine Narzisse – uns mahnend, es Narziss nicht gleichzutun.

Doch diese Mahnung ignorieren wir. Der digitale Narzissmus ist stärker denn je. Millionenweise verlieben sich Menschen in ihr eigenes Spiegelbild: Sie posten tagtäglich Selfies, um dafür virtuellen Applaus zu bekommen. Bleibt diese Bestätigung aus, kommt es zu eklatanten seelischen Krisen. Warum aber lernen wir nicht aus dem Narziss-Mythos? Dieser besagt vor allem eines: Diese verblendete Selbstverliebtheit ist eine Strafe. Sie macht unglücklich, sie führt zum Selbsthass und sogar zum

Tod – und den seelischen Tod sterben bereits viele, die sich dem digitalen Narzissmuskult verschrieben haben. Wir sehen an der mythischen Gestalt von Narziss auch, dass wir mit dieser Selbstverliebtheit Sein und Schein, Trugbild und Wirklichkeit verwechseln. Das Internet ist *nicht* das richtige Leben. Social Media, und alles, was sich darin abspielt, ist *nicht* die Realität. Es ist eine Blase. So wie Narziss über seine eigene Schönheit in einen Taumel, eine Trance gerät, so versinken millionenweise Social-Media-User in einen schlafwandlerischen Zustand, in dem sie denken, ihr Leben hinge wirklich von den Likes ab, die sie für ihr Selfie bekommen.

Bauen Sie, wann immer Sie auf Social Media sind, die folgende kleine Achtsamkeitsübung ein, um sich zu zentrieren und der virtuellen Präsenz die Übermacht zu nehmen:

 Es ist nur Social Media
Kehren Sie für ein paar Augenblicke zurück zu Ihrem Atem.
Sagen Sie sich einatmend:
»Es ist nur Social Media.
Es ist nicht das echte Leben.«
Und lassen Sie ausatmend los.

Dieses Mantra hilft Ihnen dabei, eine neue innere Haltung und damit Abstand zu gewinnen. Denn das müssen wir. Wir müssen diesen Zustand, in dem digitale Scheinexistenzen zu dominant werden, beenden. Wir müssen diese Blase platzen lassen. Jeder muss dies zunächst für sich selbst tun, damit wir dann im Ganzen umdenken können. Es muss uns wie Schuppen von den Augen fallen, dass wir einer überdimensionalen Täuschung erliegen. Diese Illusion zu erkennen bedeutet erwachen. Narziss stirbt. Narziss ist unglücklich. Narziss ist verflucht.

Beenden Sie Bestätigungsabhängigkeiten

Nochmals: Narzissmus ist eine Strafe. Wir bestrafen uns selbst, wenn wir tagtäglich neue Abbilder von uns produzieren. Wir müssen lernen, und zwar schnell, dass nicht der narkotische Blick auf uns selbst zum Glück führt, sondern der liebevolle Blick auf die anderen. Es besteht ein gravierender Unterschied zwischen einer gesunden Selbstliebe und einer kranken Selbstverliebtheit. Denn Narziss hat nicht nur eine gestörte Beziehung zu anderen – er ist liebesunfähig –, sondern auch eine zerstörte seelische Verbindung zu seinem Ich und verzehrt sich einzig und allein nach sich selbst. Er ist Spiegelbild für den Zustand der digitalen Ego-Gesellschaft, in der andere nur für die eigene Bestätigung missbraucht werden.

Likes sind keine echte Liebesbekundung – oft sind sie Teil eines narzisstischen Katz-und-Maus-Spiels: Wer jemandem virtuell ein Herz schenkt und damit im digitalen Kommunikationscode zeigt, dass er einen Beitrag, ein Foto et cetera gut findet, der tut dies beileibe nicht immer selbstlos. Was ein Like impliziert, ist eine Gegenleistung: Die Grundregeln lauten »like for like« und »Folgst du mir, folge ich dir«. Wer jemandem auf Social Media folgt, der erwartet, dass der andere zurückfolgt. Wer jemandem ein Herz schenkt, will selbst eines bekommen. Online findet eine erbarmungslose Jagd nach den meisten Likes, den meisten Followern und den höchsten Klickzahlen statt. Soziale Medien sind maximal egozentriert. »Mein Profil. Meine Likes. Meine Follower.« Follower und Likes sind zum neuen Statussymbol geworden. Umso wichtiger ist es, dass wir uns von diesem Ego-Spiel abgrenzen und uns nicht über unser Social-Media-Profil definieren.

Erinnern Sie sich an die Übung zum Loslassen (Seite 34)? Sie können diese hier wieder gut gebrauchen, indem Sie sich bewusst machen, dass Sie nicht Ihr Profil, nicht Ihre Likes und nicht Ihre Follower sind. Sie sind weit mehr als das. Sie sind Sie.

Bleiben Sie sich selbst gegenüber ehrlich

All diese Zahlen sagen nichts, rein gar nichts, über Sie selbst aus. Über Ihr wahres Ich. Über Ihre seelische Essenz. Wären Sie nicht genau derselbe Mensch, dieselbe Seele ohne Likes und Follower? Auch wenn Ihnen Ihre Likes und Follower Bestätigung und das Gefühl dazuzugehören geben, so werden Sie sich gewahr, dass diese rein gar nichts über Ihren Wesenskern aussagen. Fragen Sie sich stattdessen: Trägt meine virtuelle Identität wirklich dazu bei, mein wahres Ich zu werden? Oder hält mich diese digitale Existenz eher davon ab, mir selbst in absoluter Ehrlichkeit zu begegnen?

Sprechen wir kurz über Echtheit, über Authentizität. Über das Gefühl, dass Sie mit sich im Reinen sind, dass Ihre Seele im Einklang mit Ihrem Körper und Ihrem Leben ist. Sie spüren, wenn Sie »echt« sind. Alles fühlt sich dann richtig an, und dieses Gefühl des Einklangs vibriert in jeder Ihrer Zellen. Sie sind mit sich selbst in Resonanz. Erkennen Sie, dass es nichts bringt, wenn Sie online von dieser Echtheit abweichen. Es gibt viele Fake-Profile. Zig Filter, die Menschen angeblich schöner machen: die Kilos wegpurzeln lassen, Nasen kleiner und die Haare zu einer Hollywoodmähne zaubern. Diese Filter, die den Effekt einer Schönheitsoperation haben, sind genauso beliebt wie gefährlich. Immer mehr Menschen, insbesondere junge Frauen, leiden unter der sogenannten »Snapchat-Dysmorphophobie«. Diese Krankheit, bei der Betroffene unter einer Wahrnehmungsstörung ihres eigenen Körpers leiden, sich also zum Beispiel dick oder hässlich finden, auch wenn dies nicht der Wahrheit entspricht, ist nach dem sozialen Netzwerk Snapchat benannt. Dessen Clou besteht darin, dass verschickte Fotos immer nur für wenige Sekunden sichtbar sind (es sei denn, man macht davon einen Screenshot). Die Snapchat-Dysmorphophobie ist keine Seltenheit mehr. Sie ist Ausdruck einer grundlegenden Wunde, eines Schmerzes, der immer mehr Menschen betrifft. Es ist der Schmerz, sich nicht annehmen zu können, wie man ist, weil das bearbeitete Selfie mehr Likes bekommt als das wahre Ebenbild.

Stoppen Sie den Selbstbetrug

Es ist an der Zeit, dass wir »Stopp« sagen und dieser hochproblematischen Entwicklung entgegenwirken. Bearbeitete Selfies sind Fake und wenngleich das Erwachen aus einer solchen Täuschung hart sein kann, so ist es doch notwendig. Nur die Wahrheit macht glücklich. Und Digital Detox ist auf Wahrheit ausgerichtet, allem voran auf unsere eigene innere Wahrheit, mit der wir im Einklang sein müssen, um glücklich zu sein. Digital Detox setzt der digitalen Steigerungskultur eine innere Haltung des Genügens entgegen. Wir sind genug, so, wie wir sind.

Beenden wir also Täuschungen. Sagen wir »Stopp«, denn erst wenn uns bewusst ist, dass diese radikale Fokussierung auf den virtuell bearbeiteten Körper eine Abkehr vom Wesentlichen ist – der Seele –, erkennen wir, dass wir uns mit diesen Selbsttäuschungsversuchen schaden. Selbstliebe und Selbstfürsorge kultivieren wir nicht durch das Verwenden von Selfie-Filtern mit OP-Effekt. Zu seinem wahren Ich wird man, wenn man diese Filter allesamt beiseitelegt und sich »ehrlich« anschaut. Und damit meine ich nicht das Äußere, sondern das Innere, das wir erkennen müssen.

Die folgende Übung ist von Deepak Chopra inspiriert: Ein innerliches »Stopp!« wird zur Achtsamkeitsübung, wenn Sie das Wort als Akronym (wie im Englischen geschrieben) verstehen.

STOP

S steht für Stille.
T steht für Tiefe.
O steht für Om.
P steht für Präsenz.

Holen Sie sich mit dem innerlichen »STOP« zurück ins Hier und Jetzt. Schenken Sie sich einen Moment der Stille, gehen Sie in die Tiefe Ihrer Seele, beruhigen Sie sich mit einem »Om«, das Sie Einheit spüren lässt, und werden Sie ganz präsent.

Lassen Sie das Ego hinter sich

Dieses »STOP« kann uns erden, uns zum Wesentlichen zurückholen: zur gesunden Selbstliebe, die in aufrichtiger Nächstenliebe mündet. Wir haben uns von der Grundregel dieser Nächstenliebe, nämlich Bedingungslosigkeit, meilenweit entfernt. Während Nächstenliebe bedingungslos ist, erwartet die digitale Liebe eine Gegenleistung. Tatsächlich ist die digitale Empathiebekundung ein emotionaler Kraftakt, regelrecht harte Arbeit geworden, denn sie fußt auf dem Prinzip der Erwiderung. Wer auf einen Post 100 Likes bekommen hat, ist schwer beschäftigt, bei anderen insgesamt 100-mal irgendetwas gut zu finden, um sich der Bestätigung auch wirklich sicher zu sein. Wahre Nächstenliebe aber hat nichts mit Klicken zu tun. Wahre Selbstliebe hat nichts mit der Befriedigung des Egos zu tun. Im Gegenteil. Wir müssen diese Ichbezogenheit, die digitale Medien befeuern, überwinden und erkennen, dass der virtuelle Egoismus uns ins kollektive Unglück stürzt. Nur wer das Ego hinter sich lässt und die Dinge um ihrer selbst willen tut anstatt zur eigenen Bestätigung, wer um der Liebe selbst willen liebt anstatt zur eigenen Bereicherung, der erlangt eine neue Tiefe im Leben und kehrt zu wahrhaftiger spiritueller Verbundenheit zurück.

Das gelingt Ihnen mit dieser Achtsamkeitsübung, bei der Sie gesunde Selbstliebe und Selbstfürsorge jenseits des Egos kultivieren:

🧘 Die Blume

Stellen Sie sich eine Blume vor. Ist es nicht egal, ob zehn, 100 oder 1000 Menschen sie bewundern? Blüht sie nicht genauso vollkommen, wenn sie niemals jemand sieht? Sie sind wie diese Blume: Sie müssen nichts beweisen. Sie *sind* – und indem Sie sind, haben Sie Ihren Daseinszweck schon erfüllt.

Von jetzt an haben Sie ein neues Social-Media-Mantra. Es lautet: »Ich bin gewollt. Ich bin geliebt. Egal, wie viele Likes oder Follower ich habe.« Sagen Sie es sich immer wieder auf, wenn Sie spüren, dass Ihr Selbstwert durch soziale Medien gefährdet ist.

Bewahren Sie Ihre gute Laune, auch wenn Sie mal keine Likes bekommen oder Follower verlieren. Das kommt vor und sagt nichts über Ihren Selbstwert aus. Mit Followern ist es wie mit Gästen im Restaurant: Es kommen und gehen viele, doch die Stammgäste bleiben. Viel wichtiger als Tausende von Follower ist es, dass Sie von Menschen umgeben sind, die sich wirklich für Sie, Ihre Person und Ihr Thema interessieren.

Schließen Sie noch eine weitere Affirmation an, um Ihr Selbstbewusstsein zu stärken:

»Ich bin schön. Auch ohne Filter.«

Denn das sind Sie. Vergegenwärtigen Sie sich, dass Sie einzigartig sind. Dass es Sie nur ein einziges Mal auf dieser großen weiten Welt gibt. Umarmen Sie diese Einzigartigkeit, sie ist das, was Sie besonders macht. Authentizität lässt sich nicht faken – und Sie ist das Betörendste überhaupt. Versuchen Sie nicht, andere zu imitieren, sondern ganz Sie selbst zu sein. Vergleichen Sie sich nicht – denn Sie sind unvergleichlich! Vermeiden Sie extreme Beauty-Filter, die Ihr Selbstbild verzerren – wenn Sie doch Filter nutzen, tun Sie es spielerisch und verlieren Sie nicht die Leichtigkeit. Und vergessen Sie nie die Blume, die auch nur für sich selbst zu blühen vermag.

Geben Sie, und Sie werden bekommen

Selbstbejahende Glaubenssätze fördern die Liebe zu uns selbst – und damit unsere Fähigkeit, Liebe weiterzugeben. Genau dieser Impuls, etwas *selbstlos* zu geben, ohne dafür etwas zu erwarten, ist enorm wichtig, um im Internet Gemeinschaften der Empathie zu bilden. Anstatt immer nur Bestätigung einzufordern, müssen wir uns fragen: Was kann ich anderen geben?

Das Internet ist wie der moderne Klondike, ein Fluss im Grenzgebiet von Kanada und Alaska, dessen Goldvorkommen

Ende des 19. Jahrhunderts den berüchtigten Goldrausch aus-
löste. Im heutigen Goldrausch des Internets zählen nur Erfolg,
Geld und millionenfache Bewunderung. Mit einer App kann
man vermeintlich Millionär, ach was, Milliardär werden. Eine
kleine Idee kann die Welt verändern. Das ist vielleicht eines
der größten derzeitigen Missverständnisse, die das Internet befeuert. Per Klick scheint alles möglich, vor allem die exzessive
Selbstvermarktung.

Wir verkaufen unsere Seele, indem wir online unser Innerstes,
das so schützenswert ist, nach außen kehren. Am Ende bleibt
Enttäuschung zurück. Unser Herz schlägt, unser Geist denkt,
unsere Seelen streben – aber nicht nach diesen falschen, ober-
flächlichen Werten. Wir können uns nicht endlos betrügen, nicht
endlos so tun, als wären Millionen Follower und fünf Stunden
Bildschirmzeit das wahre Glück. Unsere Seele lässt sich nicht
immerfort täuschen, denn diese Täuschung bezahlen wir mit
Krankheit. Je eher wir erkennen, dass wir etwas anderes brauchen als diesen digitalen Goldrausch, desto schneller werden wir
wahrhaftig reich – an innerer Erfüllung. Es besteht seit jeher
ein Unterschied zwischen Vorstellung und Wirklichkeit. Es ist
wie damals, als die Goldsucher scharenweise gen Klondike-Ri-
ver reisten. Ernüchterung trat ein, viele Claims waren bereits
weg, der Konkurrenzkampf war genauso hart wie die Arbeit.
Kurz: Es ist nicht so einfach, wie man denkt, und nicht alles, was
glänzt, ist Gold. Schon gar nicht im Internet.

Potenzieren Sie Positives

Im Internet ist Desillusion bereits deutlich erkennbar, die Frus-
tration spürbar. Der weitverbreitete Hass, der viele Kommentare durchzieht und der für Aufmerksamkeit sorgt, ist oftmals
ein Hilfeschrei verlorener Seelen, die sich selbst nicht mehr finden. Im Kern jeder Sucht steht eine Leerstelle der Seele, ein seelisches Verlangen. Das Fatale ist nur, dass kein Suchtstoff dieses
Defizit füllen kann. Um unseren Seelen wahrhaftigen Frieden
zu geben, bedarf es der tiefen spirituellen Berührung.

Der erste Schritt von Digital Detox ist daher nicht ohne Grund die Wiederherstellung einer Verbindung zum eigenen, wahren Selbst. Nur wer mit seiner eigenen Seele verbunden ist, auf sie hört und ihre Bedürfnisse erfüllt, kann sich liebevoll mit anderen verbinden und dadurch wahrhaftiges Glück finden. Das Internet ist eine unendliche Spielwiese, auf der wir herumtollen und viel ausprobieren können. Wer die Erfahrung macht, dass er auf einen aggressiven Kommentar mehr Reaktionen erhält als auf einen freundlichen, der ist bereits so gut wie verführt. Dieser Verführung aber gilt es zu widerstehen, wenn wir unsere Menschlichkeit nicht verlieren wollen. Je mehr Freude man schenkt, desto mehr Freude kommt zurück. Gutes potenziert sich genauso wie Negatives – es ist an uns zu wählen, was wir vermehren wollen. Das Fehlen von Mitgefühl ist jedenfalls eines der größten Leiden unserer Zeit. Wir alle bedürfen der Heilung von den Schäden, die bereits durch diesen Mangel an Empathie entstanden sind. Aber wir können auch das Internet zu einem empathischen Netzwerk machen – jeder für sich und alle gemeinsam, indem wir Liebe einbringen und Hass überwinden.

Die folgende Achtsamkeitsübung ist eine Anleitung, wie Sie online negative Gefühle in positive verwandeln.

Wut transformieren

Wenn Sie etwas wütend macht – eine Mail, eine SMS, ein Kommentar –, geben Sie sich nicht Ihrer Wut hin, sondern transformieren Sie diese. Reagieren Sie nicht mit Zorn, sondern mit Güte. Wünschen Sie dem Menschen, der Sie wütend macht, nichts Böses, sondern bewusst Gutes, auch wenn das nicht ganz leicht ist.

Oft steht hinter bösen Kommentaren persönliches Leid. Stellen Sie sich nun vor, dass Sie dieses Leid in Glück verwandeln können. Stellen Sie sich vor, wie der Mensch, der in Ihnen Zorn auslöst, persönlich vor Ihnen steht. Wie Sie sich anschauen. Fangen Sie an, die Person anzulächeln. Wünschen

Sie diesem Menschen, dass er glücklicher ist. Teilen Sie ein kleines Stück Ihres eigenen Glücks mit diesem Menschen – und keine Sorge, mit dem Glück ist es wie mit der Liebe: Es wird mehr, wenn Sie es teilen! Stellen Sie sich nun vor, wie Ihr Gegenüber seinerseits beginnt, Sie anzulächeln. Spüren Sie, wie sich die Energie zwischen Ihnen verändert. Wie sich die Schwingungen zwischen Ihnen harmonisieren. Kommen Sie dann, wenn Sie das Gefühl haben, dass sich Ihr Zorn und der Kummer des anderen in Mitgefühl verwandelt haben, zurück zu sich selbst. Fühlen Sie sich besser?

Bringen Sie auch den Menschen, die Ihnen das Leben schwer machen, Mitgefühl entgegen – und schauen Sie, was passiert. Mit Ihnen selbst und den anderen.

Schalten Sie digitale Störfrequenzen aus

Digital Detox ist wichtig für die Seele, denn wir dürfen sie nicht an die diabolische Seite des Internets, den Teufel Aufmerksamkeit, verkaufen. Digitale Aufmerksamkeit ist nicht gleichzusetzen mit Glück! Im Gegenteil: Sie ist die kurzzeitige Befriedigung der eigenen Eitelkeit. Längst hat der virtuelle Hass viele Seelen zerstört und der kollektive Gleichklang ist gestört. Unsere Seelen, die permanent miteinander in Resonanz sein und harmonisch miteinander auf derselben Frequenz schwingen wollen, können dies nicht mehr. Stellen Sie sich ein Radio vor, das die Sendefrequenz verliert und zu rauschen beginnt, wenn Sie durch einen Tunnel fahren. Genauso ist es derzeit mit unseren Seelen: Smartphones stören das Signal, das die Seelen untereinander aussenden. Sie können sich nicht mehr wirklich finden, sie können bei all den digitalen Störfrequenzen nicht mehr harmonisch in Resonanz treten. Wie sollen Sie erkennen, wie es jemandem geht, der neben Ihnen steht, wenn Sie nur in Ihr Handy schauen? Damit sich eigenes und fremdes Bewusstsein neuronal vernetzen und die Spiegelneurone in Aktion treten können, müssen wir uns anschauen, mehr noch: uns erkennen.

Unser Gehirn ist ein soziales Organ, doch wir deformieren es zu einem zusehends unsozialen. Wir brauchen gemeinsame Schaltkreise, um einander nahe zu sein, doch wir gefährden diese geteilten neuronalen Netzwerke. Bewusstseinsvernetzung findet im Normalfall automatisch statt, sie ist der neuronale Grundmechanismus des Mitgefühls. Unsere Spiegelneurone, die biologische Basis der Empathie, sind genetisch angelegt und bereits bei Kleinkindern vorhanden. Zwischen zwei Gehirnen will mitfühlende Resonanz entstehen – doch die eklatante Störung durch Smartphones funkt buchstäblich dazwischen. Mit Digital Detox als spiritueller Praxis können wir durch Achtsamkeit und Meditation die eigene Schwingung erhöhen und auf andere ausweiten. Diese neue digitale Achtsamkeit können Sie immer im Kleinen praktizieren, indem Sie bei jeder noch so kurzen Begegnung den Blick vom Smartphone ab- und Ihrem Gegenüber zuwenden und sich innerlich sagen: »Ich höre genau zu, ich sehe genau hin; für diese kurze Begegnung schaue ich in meinen inneren Spiegel, um die Seele des anderen darin zu erkennen.«

So haben wir die Wahl. Wir können mit Digital Detox die seelische Resonanz wiederherstellen und die Blockaden der Empathie, die das Internet errichtet hat und die sich in unserem Gehirn manifestiert haben, überwinden. Das Internet ist durch Abwesenheit von Mitgefühl geprägt, doch wir können auch an den seelenlosesten Orten Empathie kultivieren, in unserer eigenen Seele ein Licht der Liebe entfachen, es weitergeben und damit ein Leuchtfeuer der Nächstenliebe entzünden. Jeder Einzelne von uns kann einen kleinen Unterschied machen, der zu einem großen Bewusstseinswandel führen kann. Wir brauchen dieses Umdenken. Unsere Seele braucht dieses Erwachen. Die kollektive Seele kann sich von der kranken Entfremdung vom Wesentlichen erholen und heil werden. Niemals zuvor war die kollektive Seele so sehr von der tieferen spirituellen Wahrheit des Lebens entfernt. Denken Sie an Ihre Heldenreise. Was ist Ihre Bestimmung? Was ist Ihr Ziel? Wozu sind Sie berufen? Was ist Ihnen wirklich wichtig? Wollen Sie Ihr Dasein wirklich

Ihrem Smartphone widmen? Oder erkennen Sie Ihren höheren Daseinszweck? Ihre Aufgabe im Leben? Sind Sie bereit, diese und damit sich selbst zu erfüllen? Dann fühlen Sie wieder mit der Welt mit und stellen Sie die gestörte Resonanz wieder her.

Reinigen Sie Ihren inneren Spiegel

Gestörte Empathie ist pathologisch – ein krankhafter Zustand und eben *nicht* der Normalfall – und Smartphones verringern unser Mitgefühl beträchtlich. Sie sorgen dafür, dass unser spiegelneuronales Empathiesystem schlechter funktioniert und die Mitgefühlsfrequenz gestört wird. Nur wenn in unserem Gehirn die entsprechenden neuronalen Areale vernetzt sind, können wir mit anderen liebevoll schwingen. Anders gesagt:

Neuronale Vernetzung erzeugt empathische Vernetzung.

Neuronale Vernetzung ermöglicht soziale Verbundenheit.

Neuronale Vernetzung vereint unsere Herzen und Seelen.

Der magische neuronale Spiegel in uns selbst, mit dem wir in die Seele anderer blicken können, hat Risse bekommen und ist bei vielen schon blind. Er hat durch all die digitalen Irrwege – den Fokus auf das eigene Ego, die Gier nach Aufmerksamkeit, die Abkehr vom Wesentlichen – trübe Flecken erhalten. Natürlich sehen wir noch ein bisschen etwas, wenn wir hineinblicken. Aber wir sehen es verschleiert. Wir sehen uns nicht mal selbst mehr ganz. Indem wir permanent ins laute, grelle, schrille Außen schauen und den Blick nicht mehr in unser Inneres richten, verlieren wir den Fokus. Überlegen Sie, wem und was Sie alles Ihre Aufmerksamkeit schenken, wohin Ihre Energie fließt:

- Anrufe
- E-Mails
- SMS
- Chats
- Eilmeldungen
- Push-Nachrichten
- News

- Social Media
- Suchmaschinen
- Streamingdienste
- Onlineshopping
- Onlinedating
- Onlinebanking

Energie folgt immer der Aufmerksamkeit und wenn Sie sich nun vorstellen, wie zersprengt Ihre Energie durch die stundenlange Betätigung von Twitter, Google, Instagram, Facebook, Snapchat, YouTube, Tinder, Pinterest, TikTok und vielen weiteren Plattformen ist, so wundert es nicht, dass wir keine Ganzheit mehr empfinden können. Wem schenken Sie sonst so viel Aufmerksamkeit wie Ihren Apps? Ihrem Partner? Ihren Kindern? Wann schenken Sie sich selbst Ihre ganze Aufmerksamkeit? Wann sammeln Sie Ihre Energie nur für sich? Ich spreche hier nicht von Narzissmus, nicht davon, dass Sie Ihr Ego füttern, sondern dass Sie sich wahrhaftig anschauen, sich selbst betrachten, in sich hineinschauen und -hören und -spüren, was das tiefste, innerste Bedürfnis Ihrer Seele ist.

Wir verschwenden unsere Lebensenergie an leblose Maschinen. Wenn wir uns dieser Energieverschwendung aber gewahr werden, können wir den Energiefluss umkehren und die Aufmerksamkeit wieder auf uns und das Wesentliche im Leben richten. Mit einem neuen Bewusstsein erlangen wir die zentrale Fokusverschiebung, die wir brauchen, um das durch das Internet verursachte Leid zu heilen und zu der ursprünglichen Verbundenheit zurückzufinden, die unserer Seele entspringt. Beschenken Sie sich selbst mit diesem neuen Bewusstsein und erleben Sie die heilsame Kraft von Digital Detox.

Nächstenliebe beginnt mit Selbstliebe. Einer Liebe, die nichts mit narzisstischer Illusion, sondern mit tiefster Selbsterkenntnis zu tun hat.

Werfen Sie einen Blick in Ihren magischen Seelenspiegel

Wir müssen uns selbst, unserem innersten Wesenskern begegnen. Das tun wahre Helden auf ihrer Reise. Sie erblicken ihre eigene Seele, bekämpfen den inneren Dämon. Derzeit ist dieses innere Monster bei vielen Menschen der Narzissmus, den es zu überwinden gilt. Die eigene Schönheit der Seele kann man nur durch den Blick nach innen erfahren und nicht, indem man sein Selfie betrachtet. Digital Detox ist Selbstfürsorge. Nur wenn wir aufrichtige Liebe für uns selbst in uns selbst kultivieren, können wir diese an andere weitergeben. Anders gesagt: Wir können nur dann mit anderen in liebende Resonanz treten, wenn wir in uns selbst die neuronalen Netzwerke für Empathie aktivieren. Wir müssen also den zerbrochenen Neuronenspiegel in uns selbst heilen, um uns selbst wieder ganz zu sehen und dann andere in neuem Glanz sehen zu können. Und das ist pure Magie: die Seele eines anderen Menschen ganz zu erblicken, sie zu spüren, zu berühren, sie in sich selbst zu spiegeln. Wann haben Sie zuletzt einen Blick in Ihren inneren Spiegel geworfen? Wann haben Sie Ihre Seele selbst betrachtet?

Tun Sie es jetzt mit dieser Achtsamkeitsübung. Reinigen Sie Ihren inneren Spiegel und baden Sie Ihre Seele in heilsamem Licht, das Sie an andere weitergeben können.

🔔 Den inneren Spiegel reinigen

Legen Sie auch für diese Übung Ihr Smartphone beiseite, damit Sie ganz ungestört bleiben. Schließen Sie die Augen, bringen Sie Ihre Aufmerksamkeit zu Ihrem Atem. Stellen Sie sich vor, wie der Atem ganz ruhig durch Sie hindurchfließt, wie ein harmonischer Bach auf einer ebenmäßigen, blumenbedeckten Frühlingswiese. Die Sonne scheint. Ihr Atem durchströmt Sie.

Mit jeder Einatmung atmen Sie neue Energie und Sonnenlicht ein.

Mit jeder Ausatmung atmen Sie verbrauchte Energie und Schatten aus.

Mit jedem Atemzug fühlen Sie, wie Sie sich innerlich reinigen.

Sie werden ruhiger, fühlen sich klarer, wacher.

Stellen Sie sich Ihren inneren Spiegel vor. Schauen Sie genau hin und erkennen Sie, wo Ihr Seelenspiegel blinde Flecken hat, Flecken, die der Heilung bedürfen: Flecken der Traurigkeit, der Einsamkeit, des Schmerzes.

Verbinden Sie sich nun innerlich mit dem Sonnenlicht. Es wird immer heller, zum gleißenden Himmelslicht.

Stellen Sie sich nun vor, wie das Licht Ihren inneren Spiegel reinigt. Wie die negativen Emotionen schwinden. Wie alles heil wird. Wie der Spiegel wieder klar wird.

Betrachten Sie sich selbst in diesem gereinigten Spiegel. Es gibt kein »falsch« oder »richtig«. Vertrauen Sie darauf, dass das Bild, das sich vor Ihrem inneren Auge zeigt, wahrhaftig ist. Verweilen Sie in dieser Begegnung mit sich selbst. Schenken Sie sich selbst Mitgefühl.

Fluten Sie Ihre Seele mit Liebe und Licht.

Sagen Sie sich innerlich: »Ich bin Liebe und Licht.«

Wiederholen Sie dieses Mantra im langsamen Rhythmus Ihrer Atemzüge.

Fühlen Sie, wie Ihre Seele zu leuchten beginnt und sich dieses Licht tausendfach in dem sauberen Spiegel bricht.

Ein inneres Strahlen erfüllt Sie und die Welt um Sie herum.

Betrachten Sie dieses heilsame Licht in sich. Spüren Sie es, halten Sie es, weiten Sie es aus: Stellen Sie sich vor, wie das helle Licht und die Liebe Ihrer Seele weit über Ihren Körper hinausstrahlen.

Wohin auch immer Sie gehen, Sie verbreiten Liebe und Licht.

Wem auch immer Sie begegnen – er tritt in den Glanz Ihres Seelenlichts und erfährt Liebe. Verweilen Sie in dem Gefühl der liebenden Verbundenheit mit sich selbst und der Welt.

Wenn Sie so weit sind, öffnen Sie die Augen und kommen Sie zurück in die Wirklichkeit. Spüren Sie nach: Wie fühlen Sie sich jetzt? Empfinden Sie mehr Liebe? Dieses innere Leuchten der Liebe und des Lichts ist Ihr Geschenk für sich, aber auch für die Welt. Bewahren Sie es, lassen Sie es nicht erlöschen – und vertrauen Sie darauf, dass Sie es auch in anderen entfachen können.

Machen Sie dieses seelische Reinigungsritual so oft, wie Sie das Bedürfnis haben, mit Ihrem inneren Spiegel wieder klarer zu sehen.

Es gibt nichts Schöneres, nichts Wesentlicheres, nichts Erfüllenderes als diese wahrhaftige seelische Berührung in strahlender Liebe, in gleißendem Licht. Mit Digital Detox öffnen wir das Herz, weiten wir die Seele, stärken den Geist. Es liegt alles in uns und an uns. Unser Glück liegt *nicht* in einem Handy. Es liegt in der wahrhaftigen spirituellen Verbundenheit.

Finden Sie in einen neuen Lebensmodus

Wir wissen nun, dass Smartphones ein empathisches Defizit, einen Defekt im Spiegelneuronensystem erzeugen und dass es, um andere Menschen in uns selbst spiegeln zu können, erstens wichtig ist, diese wirklich zu betrachten, und zweitens, mit uns selbst im Reinen zu sein. Bleiben wir bei der Betrachtung. Wer nur noch in Bildschirme anstatt in Gesichter schaut und sich selbst nicht mehr anschauen kann, weil er eine gestörte Selbstwahrnehmung hat, verlernt, emotionale Signale wahrzunehmen und richtig zu deuten. Wer nur noch chattet, anstatt persönlich mit anderen zu sprechen, der verlernt, sich in sie einzufühlen. Kurz: Wir sehen einander nicht mehr – nicht mehr *wirklich*! Selbst Videochats sind problematisch. Nicht nur deswegen, weil viele – ganz im narzisstischen Modus verweilend – das eigene Bild mehr fokussieren als das der anderen, sondern auch, weil dabei ein ganz wesentlicher Aspekt verloren geht: die Aura, die sich nur in der realen Präsenz ganz entfalten und die nur in der vollkommenen Gegenwärtigkeit in ihrer absoluten Essenz erspürt werden kann. Wir können uns durch einen Bildschirm hindurch weder berühren noch riechen. Das Fehlen des Gesichts, des Plastischen und der Aura und damit das Fehlen der wahrhaftigen gegenseitigen Betrachtung – und damit das wahre Erkennen der Seele, das Einfühlen in die tiefste seelische Wesenheit des anderen – stürzt die Empathie in eine Krise. Um miteinander fühlen zu können, müssen wir mit anderen neuronal schwingen – und dafür müssen wir den gefühllosen, leblosen Blick in den Bildschirm durch den lebendigen Blick in die Seele ersetzen. Nur wenn wir wieder lernen, die Emotionen des anderen zu lesen, verbessert sich unser Miteinander.

🔔 Zoom ohne Narzissmus

Ein wichtiger Schritt weg von der Egozentriertheit ist diese Achtsamkeitsübung, die Sie bei jeder Onlinekonferenz beziehungsweise bildgebundenen digitalen Kommunikation anwenden können.

Bei Zoom, Skype oder FaceTime sieht niemand wirklich gut aus. Werfen Sie Ihre Eitelkeit über Bord und schauen Sie wirklich nur Ihren Gesprächspartner an. Machen Sie hierfür Ihr eigenes Bild am besten ganz klein.

Ein solch gesunder und normaler liebevoller Austausch, ein gegenseitiges, wohlwollendes und auch fürsorgliches Verstehen wird durch unsere unachtsame Smartphonenutzung immens erschwert. Empathie ist der soziale Kitt, der uns zusammenhält, wir aber lassen zu, dass er bröckelt und wir uns sozial isolieren und damit verlieren. Wer den ganzen Tag online ist, ist zwar virtuell vernetzt, jedoch nicht zwangsläufig seelisch verbunden. Im Gegenteil, wer den ganzen Tag online ist, entwickelt Empathieblockaden, weil die für Mitgefühl zuständigen Hirnregionen degenerieren. Digital Detox kann den inneren Spiegel reparieren, sodass wir damit wieder – magisch, märchenhaft – in andere hineinblicken und ihr wahres Ich erkennen können. Denn darum geht es: nicht einfach nur hinzuschauen, sondern die Wahrheit hinter den Dingen zu erspüren.

Wir haben diese Art des Weltzugangs verloren und vergessen, dass etwas Wunderbares in den Dingen schläft, das wir nur wachküssen müssen. Wir haben vergessen, dass es eine tiefere Wahrheit gibt, die sich uns eröffnet, wenn wir uns ihr mit ganzem Herzen zuwenden. Die magische, alles verbindende Weltmelodie, wir können sie hören, wenn wir nur wieder ganz still werden. Was will unsere Seele? Das ist die Frage, die wir uns alle stellen müssen und nach deren Antwort wir unser Handeln ausrichten müssen. Was unsere Seele *nicht* braucht, ist klar: den krank machenden digitalen Stress, der unser Normalzustand geworden ist, der uns von uns selbst und anderen entfremdet und uns in einen permanenten Überlebensmodus versetzt. Wir müssen einen neuen Lebensmodus finden, mit dem wir lebendiger und verbundener denn je sind.

Fürchten Sie die Nähe nicht

Eine weitere Folge der smartphonebedingten Empathieblockaden ist eine überall beobachtbare Angst vor zu viel Nähe. Das, was man verlernt hat – den *echten* Kontakt mit anderen Menschen, den *echten* neuronalen Austausch –, fürchtet man. Das eigentlich Natürliche, der intuitiv-empathische, echte Umgang miteinander, ist unnatürlich geworden, das eigentlich Vertraute, die tiefe Begegnung mit unserer eigenen Seele und der Seele anderer, ist uns fremd geworden. Dadurch entsteht eine Art Fremdheit und Unbehagen, die sich überall breitmachen. Wenn das Wischen auf den Screens die echte Berührung ersetzt, erkaltet die Welt, deren herzerwärmende Schönheit sich nur dann spüren lässt, wenn wir uns von ihr berühren lassen.

Es ist eine Angst vor zu viel echter Nähe, vor zu viel echter Intimität entstanden. Das beste Beispiel hierfür ist, dass alle nur noch tippen, niemand mehr telefoniert. Ein Telefonat, früher das Normalste der Welt, erscheint heute den meisten als zu nah –

man hört ja den anderen! Muss sofort reagieren! Hat keine Zeit mehr, die Antwort mit der besten Freundin per Chat abzustimmen. Das echte Leben aber ist live! Das echte Leben ist keine Netflix-Serie, die man kurz anhalten kann, wenn man eben mal ins Bad muss.

Eine hauptsächlich chatbasierte Kommunikation – und darauf läuft es derzeit hinaus – hat zur Folge, dass wir die echte zwischenmenschliche Kommunikation verlernen. Wir verlernen die simpelsten sozialen Spielregeln und lassen die dafür notwendigen Gehirnareale unbenutzt, sodass sie verkümmern. Indem wir nicht mehr von Angesicht zu Angesicht miteinander sprechen und nicht einmal mehr miteinander telefonieren, verlernen wir das echte Miteinander. Unser Spiegelneuronensystem ist wie ein Streichorchester: Wenn es nicht übt, verlernt es, miteinander zu spielen. Wir aber lassen bei unserem Spiegelneuronensystem eine Probe nach der anderen ausfallen. Das Ergebnis: Es kommt keine harmonische Melodie, keine Resonanz mehr zustande, alles klingt schief. Empathie ist erlernbar, so wie wir ein Instrument erlernen können, und erst im gemeinsamen Miteinander reüssiert Empathie als Harmonie. Wir könnten, wenn wir alle einen Bewusstseinswandel vollzögen, das größte neuronale Symphonieorchester bilden! Doch was tun wir, statt uns dafür einzusetzen? Wie Narziss einst gebannt war vom Blick in den Fluss, so sind wir gebannt vom Blick in den Bildschirm und frönen dem digitalen Narzissmus, anstatt in das Antlitz der Menschen, die unsere Liebe verdienen, zu schauen.

Gehen Sie keine toxischen Beziehungen ein

Die zunehmende Bindungsangst ist Resultat dieses empathielosen digitalen Narzissmus. Dieser Narzissmus ist Gift für unsere Beziehungen. Tatsächlich gibt es immer mehr toxische Verbindungen – mit fatalen Folgen. Gehirne vom Empathikern und Narzissten unterscheiden sich. Während bei empathischen Menschen die Hirnregionen, die für Mitgefühl zuständig sind, gut funktionieren, sind diese beim Narzissten gestört. Narzissten können die Gefühle anderer nicht mehr nachempfinden, weil sie sich selbst nicht mehr spüren. Niemand kommt mit einer solchen Störung auf die Welt – sie ist das Resultat einer Gen-Umwelt-Interaktion, wobei das Internet ein solcher toxischer Umwelteinfluss sein kann. Indem wir uns diesem potenziell toxischen Umfeld aussetzen, lassen wir zu, dass wir zu Narzissten werden, und bezahlen dafür einen enorm hohen Preis. Wir verlieren das, wofür wir gemacht sind: unsere Fähigkeit zur echten Verbundenheit.

Das vielleicht beste Beispiel, um den destruktiven, narzissmus-fördernden Mechanismus des Internets klarzumachen, ist Tinder (Tinder soll hier paradigmatisch für alle Apps mit dem gleichen Mechanismus stehen). Tinder mag für eine gewisse Zielgruppe eine Daseinsberechtigung haben und ist – unter der Prämisse der unachtsamen Nutzungsweise – zugleich die vielleicht größte Katastrophe für die Liebesfähigkeit der Menschheit, die jemals erdacht worden ist. Das Ergebnis: emotionale Trümmerfelder, verwandelte Persönlichkeiten, veränderte Gehirne. Was Tinder *nicht* macht: unser Bewusstsein für diese Gefahren schärfen. Daher ist es umso wichtiger, dass wir dieses Bewusstsein mitbringen und eingeschaltet lassen.

Die »weltweit beliebteste« Dating-App verspricht »Dating, Freundschaften und neue Bekanntschaften«. Immerhin sprächen »43 Milliarden Matches bislang« für sich. Tinders Erfolg geht auf ein süchtig machendes Design zurück. Die App hat alles, um nicht mehr von ihr loszukommen, und mehr noch, Menschen nachweislich so zu verändern, dass sie immer mehr ihrer Sucht danach verfallen. Das Prinzip ist einfach: Man lädt ein Foto hoch, füllt ein paar Persönlichkeitsmerkmale und Such-kriterien aus, grenzt die Suche nach einem potenziellen Partner regional und auch anderweitig (Alter, Bildung et cetera) ein, und los geht's. Im Display erscheinen Fotos – das Spiel, das wie die Automaten in Las Vegas süchtig macht, beginnt. Nach links wischen heißt »nächstes Bild«, nach rechts swipen bedeutet »da könnte was gehen«. Ein Tinder-User sitzt quasi am einarmigen

Banditen. So wie der Süchtige am Spielautomaten in der Hoffnung auf den Jackpot wieder und wieder drückt, so wischt der Tinder-Süchtige in der Hoffnung auf Belohnung weiter und weiter. Je mehr Matches, desto mehr Bestätigung. Tinder füttert das gierige Ego, befördert den Narzissmus. Sobald das Hirn sich an den Dopaminkick gewöhnt hat, braucht es immer mehr davon. Es geht schon bald nicht mehr darum, die echte Liebe zu finden, sondern darum, andere dadurch zu missbrauchen, indem sie nur dafür benutzt werden, die eigene Selbstverliebtheit zu befriedigen.

Machen wir uns bewusst:

Tinder verändert uns, unsere Persönlichkeit und die Abläufe in unserem Gehirn.

Tinder macht uns zu Narzissten.

Tinder zerstört unsere Empathiefähigkeit.

Tinder befördert emotionalen Missbrauch.

Tinder macht unglücklich – sowohl den Narzissten als auch die, die ihm begegnen. Denn ein Narzisst, der zu echter Liebe unfähig ist, wird niemals Frieden finden.

Nochmals sei an dieser Stelle betont, dass es natürlich okay ist, wenn Sie Tinder benutzen, doch wie auch beim Smartphone allgemein gilt: Es kommt auf die Nutzungsweise an. Wenn Sie zu einem der vielen Menschen gehören, für die Dating-Apps die müheloseste Möglichkeit darstellen, jemanden kennenzulernen, ist Digital Detox ganz besonders wichtig für Sie. Es verbietet Ihnen nichts, sondern erlaubt Ihnen, Ihr Selbstbewusstsein von Swipes unabhängig zu machen. Es befähigt Sie dazu, aus einer kraftvollen Position heraus zu daten; seien Sie nicht Cinderella und schon gar nicht Tinderella. Seien Sie Ihre eigene strahlende Königin, jeden Tag. Sitzen Sie unerschütterlich auf Ihrem Thron der Selbstliebe, von dem Sie nichts und niemand stürzen kann.

Verwechseln Sie Bewunderung nicht mit Liebe

In dieser massenweisen Veränderung, in der Verdrängung der Empathie zugunsten des Narzissmus liegt Explosivität. Je mehr narzisstische – und im Umkehrschluss umso weniger empathische – Gehirne es gibt, desto mehr potenziell toxische Verbindungen entstehen. Es gibt kaum eine emotional destruktivere Verbindung als die zwischen einem Empathiker und einem Narzissten. Die beiden ziehen sich geradezu an. Während der Empath von seinem Wesen her so konzipiert ist, dass er emotional gern gibt, ist der Narzisst der Nehmende: Er findet Bestätigung durch diese Liebe, saugt den Empathiker aber, einem Vampir gleich, rücksichtslos aus. Der Empathiker fühlt eine enorm starke Bindung an den Narzissten, verstärkt durch dessen Charisma, doch je mehr liebevolle Fürsorge der Empathiker dem Narzissten zuteilwerden lässt, desto mehr Macht erhält dieser über ihn. Im Zentrum der Beziehung steht nicht die gleichwertige, respektvolle Liebe, sondern die Bestätigung des Narzissten. Das ist das Fatale – Narzissten verwechseln Bewunderung mit Liebe.

Wenn wir nicht aufpassen, entwickeln wir uns immer mehr zu einer Gesellschaft, in der die Sehnsucht nach Liebe durch das Bedürfnis nach Bewunderung verdrängt wird. Für einen Narzissten zählen einzig die eigenen Bedürfnisse. Wagt es der Empathiker, den Narzissten einmal zu kritisieren, zu hinterfragen oder sogar seine eigenen Bedürfnisse zu kommunizieren, erfolgt die narzisstische Bestrafung durch Liebesentzug und emotional gewalttätige Manipulation. Empathiker werden häufig Opfer von »Gaslighting« – ein auf das Theaterstück »Gas Light« zurückgehender Begriff, bei dem ein Mann seine Frau manipuliert, indem er behauptet, Dinge wie beispielsweise eine flackernde Gaslaterne nicht zu sehen. Wenn Narzissten Sätze sagen wie »Das habe ich nie gesagt«, zweifeln Empathiker an ihrer Wahrnehmung und schließlich an der Realität. Sie fragen sich, ob sie wahnsinnig werden, und geraten in eine psychische Abwärtsspirale. Der Narzisst erlangt die maximale Kontrolle über den ihn liebenden Empathiker, der längst emotional von ihm abhängig ist. Der Narzisst fordert diese absolute Liebe radikal ein und fördert die Vorstellung, der Empathiker könne ohne ihn nicht leben. Der Narzisst ist für den Empathiker der Mittelpunkt der Welt – auch wenn er zusehends leidet.

Viele Empathiker werden in einer solchen Beziehung psychisch schwer krank, Depressionen und Angststörungen sind keine Seltenheit. Oftmals kommt es zum kompletten Zusammenbruch. Nicht ohne Grund nennen sich Opfer narzisstischen Missbrauchs »Überlebende« – am Ende einer solchen toxischen Beziehung stehen sie vor einem Scherbenhaufen der Gefühle. Etwas zerspringt, ein Riss entsteht im Bild der Welt und wir stumpfen ab. Dabei bedürfen wir der Ganzheit. Wir müssen diesen Sprung heilen. Die oben geschilderte Beziehungsdynamik ist typisch für eine narzisstisch-empathische-Verbindung. Sie ist derart destruktiv, dass wir sie nur als seelische Katastrophe bezeichnen können. Die Gefahr, dass es zukünftig mehr solche toxischen Beziehungen geben wird, nimmt durch die digital ausgelösten Veränderungen in unserem Gehirn tendenziell zu. Je mehr Narzissten, desto unmöglicher wird die echte Liebe – und es werden immer mehr Narzissten. Nicht nur Smartphonesucht ist eine Pandemie, sondern es entsteht damit einhergehend auch eine Pandemie des Narzissmus.

Wollen wir das? Wollen wir das als Gesellschaft? Wollen wir wirklich so werden, so sein?

Nehmen Sie sich kurz Zeit für die folgende Achtsamkeitsübung, die Ihnen dabei hilft, sich von dem Bedürfnis nach Bestätigung abzugrenzen und Ihr Herz vor emotionalem Missbrauch zu schützen.

🌱 Sich selbst segnen

Machen Sie eine kurze Pause ohne Smartphone, ganz in Stille. Schließen Sie die Augen und legen Sie Ihre Hand auf Ihr Herz. Verbinden Sie sich mit Ihrem Herzen.

Atmen Sie tief und ruhig in Ihr Herz hinein.

Halten Sie es wie einen kostbaren Diamanten.

Segnen Sie es innerlich mit diesen Affirmationen, die Ihnen bewusst machen, dass Ihre Liebe ein kostbares Geschenk ist. Sagen Sie sich innerlich:

Mein Herz ist einzigartig.

Mein Herz ist besonders.

Mein Herz braucht keine Bestätigung, um zu wissen, wie wertvoll es ist.

Mein Herz muss nichts leisten, um geliebt zu werden.

Mein Herz hat es verdient, gut behandelt zu werden.

Ich verschenke mein Herz an jenes Herz, das meines auf Händen trägt.

Meine Liebe ist ein großes Geschenk.

Spüren Sie, wie heilsam diese Selbstsegnung ist.

Erheben Sie sich mit dem Bewusstsein, Ihr Herz fortan zu beschützen.

Behalten Sie, wenn Sie online aktiv daten, stets Ihre selbstfürsorgliche Achtsamkeit bei. Lassen Sie sich und schon gar nicht Ihr Selbstbewusstsein einfach wegwischen. Gehen Sie ebenso achtsam mit anderen um – hinter jedem Profil steht ein ganzer Mensch, eine ganze Welt. Verlangsamen Sie das Tempo, bleiben Sie genauso höflich wie bestimmt als auch vorsichtig. Spüren Sie immer genau hin, mit wem Sie sich einlassen und wen Sie in Ihre schützenswerte Welt hineinlassen. Seien Sie lieber einmal zu behutsam als einmal zu sorglos. Achten Sie darauf, dass Sie nicht nur Liebe geben, sondern auch Liebe erhalten. Werden Sie sich gewahr, dass es viele »Energieräuber« im Internet gibt, die Sie nur »anzapfen« wollen. Spüren Sie hin, wer es ehrlich mit Ihnen meint, und hören Sie dabei unbedingt auf Ihr Bauchgefühl. Gehen Sie ausschließlich wohltuende Verbindungen ein!

Halten Sie generell öfter inne. Erlauben Sie sich Pausen –
auch nach Beziehungen. Wischen Sie nicht unmittelbar weiter,
sondern geben Sie Ihrer Seele die Chance, das Erlebte zu verarbeiten.

Diese liebevolle Entschleunigung können Sie auch mit folgender Übung praktizieren:

Der Liebesbrief

Wann haben Sie zuletzt einen Liebesbrief – oder einen lieben
Brief – per Hand geschrieben? Tun Sie es jetzt und spüren
Sie den Unterschied zu einer E-Mail, einer SMS, einem Chat.
Spüren Sie das Papier und den Stift in Ihrer Hand. Schreiben
Sie von Herzen, mit dem Herzen: Spüren Sie, wie die Zeilen wie
von selbst aus Ihrem Innersten kommen, und legen Sie Liebe in
jedes Wort. Segnen Sie den Brief mit einem guten Gedanken,
bevor Sie ihn abschicken. Was macht es mit Ihnen, wenn Sie
sich vorstellen, dass diese Zeilen überdauern – sowohl mate-
riell, da der Brief im Gegensatz zu einer virtuellen Botschaft
länger aufbewahrt wird, als auch emotional, da die Zeilen im
Herzen des Empfängers Resonanz auslösen? Spüren Sie die
Verbundenheit, die dadurch entsteht? Vielleicht können Sie
sogar spüren, wenn der Brief gelesen wird. Genießen Sie diese
Langsamkeit: Es ist die Zeit, die Ihre Seele braucht, um all den
Geschehnissen nachzukommen.

Tun Sie die Dinge um ihrer selbst willen

Wir haben nun so viel über Spiegel gesprochen: über Spiegel-
neuronen, die in unserem Gehirn dafür sorgen, dass wir Mitgefühl empfinden; über Narzissten, die sich in ihr eigenes Spiegelbild verlieben und dabei doch nur unglücklich bleiben; über
narzisstisch bedingte Störungen im Spiegelneuronensystem,
die uns zur Empathie unfähig machen, und die daraus resultie-
renden toxischen Beziehungen. Es ist nun an der Zeit, dass wir

uns als Gesamtgesellschaft den Spiegel vorhalten und uns dieser Missstände bewusst werden. Wir müssen diese selbstzerstörerische Entwicklung aufhalten, denn je mehr Menschen ihr verfallen, desto stärker werden die Dissonanzen. Es geht nicht nur um Tinder, aber Tinder ist das exemplarische Symptom der derzeitigen weltweiten Erkrankung. Die Frage ist: Bei 43 Milliarden Matches – wie viele Menschen wurden dabei wirklich glücklich? Wie viele Herzen haben sich tatsächlich verliebt? Wie viele Seelen haben sich tatsächlich berührt? Und andersherum: Wie viele Menschen wurden enttäuscht? Wie viele Herzen gebrochen? Wie viele Seelen verletzt? Wie viel Trauma ist entstanden? Erfahrungen erzeugen neue neuronale Schaltkreise. Menschen, die tindern, sind danach nicht mehr dieselben. Und die Gefahr, dass sie weniger empathisch und dafür narzisstischer sind, ist enorm hoch.

Das gilt allerdings für alle sozialen Netzwerke, denn bei allen geht es am Ende um die Jagd nach der Liebe, die mit Bestätigung verwechselt wird.

Tinder: über sechs Millionen zahlende User. Tendenz steigend.
Instagram: über eine Milliarde User. Tendenz steigend.
Facebook: 2,7 Milliarden User. Tendenz steigend.
Weltweit gibt es über vier Milliarden Internet-User. Tendenz steigend.

Wir können davon ausgehen, dass fast jeder dieser User Teil eines sozialen Netzwerks ist, das mit dem oben beschriebenen narzissmusfördernden Mechanismus arbeitet. Die Hälfte der Weltbevölkerung ist der grundlegenden Gefahr ausgesetzt, echte Liebe zugunsten einer trügerischen Selbstverliebtheit und der Gier nach Bestätigung aufzugeben. Die Hälfte der Weltbevölkerung erhält online permanente Stimulation für das eigene Ego. Die Hälfte der Weltbevölkerung läuft Gefahr, narzisstische anstatt empathischer neuronaler Schaltkreise auszubilden. Die Hälfte der Weltbevölkerung lässt sich vom Wesentlichen ablenken, verschwendet ihre Energie an oberflächliche Zerstreuung.

Dabei muss die ganze Welt einen Bewusstseinswandel vollziehen. Nur so können wir die hinter allem liegende tiefe Sehnsucht wirklich befriedigen. Ohne Gespür für die höhere Verbundenheit zerstören wir unser Seelenheil. Wir verfehlen das Ziel unserer Existenz. Wir leben unser Leben nicht in Fülle, Tiefe und Höhe. Wer sich mit allem spirituell verbunden fühlt, erlebt absolute Präsenz. Er spürt die vollkommene Liebe des Ursprungs, aus dem wir kommen, nach dem wir streben und ohne den unsere Seele keine Ruhe gibt. Bei den meisten unserer digitalen Handlungen spielt unser narzisstisches Ego eine dominante Rolle. Unser Daseinszweck besteht nicht in darin, am Smartphone Klicks und Likes hinterherzujagen. Sinnhaftigkeit wird durch spirituelle Verbundenheit erfahrbar, und anstatt dem eigenen Ego zu dienen, können wir umdenken und uns fragen: Was darf ich anderen geben? Wie kann ich helfen?

Digital Detox hilft uns dabei, das gesunde Selbstbewusstsein zu stärken und auf Ego-Booster zu verzichten:

Genießen ohne Ego-Booster

Tun Sie all diese Dinge stets um ihrer selbst Willen – nicht, um sie für Ihre mediale Selbstdarstellung zu nutzen. Das heißt: Machen Sie Sport, weil Sie Sport machen wollen – und nicht, weil sich gerade ein Fitness-Foto in Ihrem Social Media Feed gut machen würde. Gehen Sie auf den Berg, weil Ihnen danach ist – und nicht, weil Sie den Aufstieg als Story posten wollen. Bleiben Sie am Samstagabend zu Hause, wenn sich das für Sie gut anfühlt, und verzichten Sie auf das coole Partyvideo. Sie haben es nicht nötig. Bestellen Sie die Pasta und nicht die Açaí-Bowl, wenn Ihnen Ihr Körper intuitiv sagt, dass Sie das jetzt brauchen – auch wenn die Bowl vielleicht besser zu Ihrem Lifestyle-Image passen würde.

Überhaupt, die Nahrungsaufnahme: Seien Sie bei allem, was Sie machen, voll und ganz bei der Sache, das gilt insbesondere fürs Essen und Trinken. Wenn Sie zum Beispiel nur damit beschäftigt sind, Ihren Skinny Decaf Latte macchiato zu fotografieren, verpassen Sie den Moment, ihn zu genießen.

Eine Kaffeepause ohne digitale Ablenkung wird zum Achtsamkeitsritual, das Ihnen Kraft und Ruhe schenkt. Scrollen Sie währenddessen nicht durchs Internet, sondern entspannen Sie sich mit jedem Schluck.

Wenn Sie zum Beispiel wandern gehen, aber nur auf das Gipfelfoto aus sind, nehmen Sie sich selbst das Wichtigste weg: die Erfahrung, dass der achtsame Weg das Ziel ist. Denken Sie um. Wenn bei Ihren Aktivitäten, die Sie bewusst und nicht mehr nur nebenbei ausführen, am Ende auch ein schönes Foto rausspringt, super. Doch die Inszenierung sollte niemals der Hauptzweck Ihres Handelns sein. So füllen Sie Ihre Handlungen mit einem neuen Sinn an.

Loggen Sie sich ins Netz der Seelen ein

Mit Digital Detox gelingt uns die Transformation von einer naiven, digitalen Verblendung hin zu einem wachen Zustand, der uns erlaubt, mit der neuen Technologie bewusst umzugehen, sodass sie uns nicht länger schadet. Mit Digital Detox können wir uns der Gefahren gewahr werden und sie überwinden. Vor allem können wir das neuronale Vernetzungspotenzial voll entfalten und in empathischen Gleichklang mit anderen treten. Wir können gemeinsam ein neues kollektives Bewusstsein erschaffen. Dafür sorgen, dass unsere Gehirne in mitfühlender Resonanz sind und unsere Herzen und das Heil unserer Seele in den Mittelpunkt stellen. Indem wir uns unseres Internetkonsums und der darin liegenden Gefahren der neuronal bedingten Persönlichkeitsveränderung bewusst werden, können wir einen grundlegenden und notwendigen Wandel vollziehen und das Internet zu einem empathischen Netzwerk machen. Wir müssen unsere Energie aus dem Internet abziehen, sie selbstfürsorglich für uns selbst und – in selbstloser Absicht – für andere einsetzen, um neue empathische neuronale Schaltkreise des liebenden Mitgefühls zu erzeugen. So entstehen Gemeinschaften der Liebe, nicht des Narzissmus und des digitalen Hasses. Durch Digital Detox können wir einander wirklich anrufen – und zwar »anrufen« im seelischen Sinne: den Ruf einer anderen Seele hören und erhören.

Wir können heraustreten aus einem unbewussten, energetisch zersprengten Zustand der Getrenntheit und in einen Zustand der kollektiven seelischen Verbundenheit eintreten, der jenseits des Greifbaren und Sichtbaren verortet ist. Wir können den rein materiellen, begrenzten Raum hinter uns lassen und in einen unendlichen, geistigen Raum eintreten, der reine Seele ist. In diesem geistigen Feld suchen und finden sich unsere Seelen. Sie brauchen dafür keine Nummern zu wählen oder SMS zu tippen. Sie ahnen einander und eilen schon herbei. Alles, was wir suchen, sucht auch uns. Die Tragik unseres Zeitalters: Wir haben den Glauben daran verloren, dass jede Seele, die wir im Geiste herbeirufen, auch kommt. Wir tippen, twittern, bloggen, posten, aber was wir verlernt haben, ist diese intuitive Kommunikation der Seelen. Im digitalen Lärm ist ihr zartes Wispern untergegangen. Um einander wieder zu hören, müssen wir leise werden, unsere Intuition wieder wahrnehmen und schärfen. Smartphones aber haben unsere Sinne abgestumpft. Wir verlernen das intuitive Spüren und überdecken unsere Ahnung mit blindem Konsum.

Unsere Seelen sind vernetzt. In diesem spirituellen Netz sind wir für immer miteinander verwoben. Es gibt kein Glück jenseits dieses Seelennetzes. Es ist, als würde man vom Herzen erwarten, außerhalb des Körpers zu schlagen. Eine Seele jenseits des spirituellen Kollektivs ist verloren – sie irrt umher und wird keinen Frieden finden, bis sie wieder im Gleichklang mit den anderen schwingt. Wir alle müssen diese kohärente Resonanz wiederfinden, uns erneut aufeinander einschwingen, um uns hören und erhören zu können. Nochmals: Das gegenseitige Anrufen erlangt im spirituellen Kontext eine ganz neue, höhere, göttliche

Dimension. Unsere Seelen suchen gegenseitige Resonanz – wir können diese durch Digital Detox wiederherstellen.

Schalten Sie auf Empfang

Dafür müssen wir die digitalen Störfrequenzen ausschalten. Um sich von Seele zu Seele begegnen zu können, darf auf spiritueller Ebene nichts dazwischenfunken. Es ist, als kämen derzeit unsere seelischen Rufe nicht mehr durch, weil ständig unsere geistigen Leitungen belegt sind. Wenn eine Seele die andere ruft, tutet es immer nur – kein Wunder, wenn der andere spirituell nicht auf Empfang, sondern auf YouTube ist. Wir dürfen das feinsinnige, hochsensible, geistige Schwingen nicht zerstören. Diese spirituelle Konnektivität ist das, was das Leben wunderbar macht. Sie ist der Zugang zum Höheren. Sie ist Magie. Sie ist das, was unsere Existenz auszeichnet. Wir sind nicht nur Körper, nicht nur Materie, wir sind geistige Wesen. Um aber unser spirituelles Potenzial voll entfalten zu können, um ein Leben in seelischer Erfüllung zu führen, müssen wir unseren Fokus darauf richten und unsere Aufmerksamkeit von all den digitalen Ablenkungen, die derzeit unseren Geist bombardieren, abziehen.

Wer sich ins ewige Netz der Seelen einloggt, der erlebt wahrhaftige spirituelle Verbundenheit und damit eine Erfüllung, die durch nichts zu überbieten ist. In der Allverbundenheit der Seelen wird Gott erfahrbar, denn wir sind göttlich, unsere Seelen sind ein Seelenanteil an der großen göttlichen Universalseele.

Medien haben diese unsichtbare spirituelle Verbindung von Seele zu Seele zu simulieren vermocht. Darin liegt ihr magischer Nimbus: Wie im Märchen scheint der Distanzzauber möglich zu sein, wenn nah und fern mit einem Klick zusammenkommen. Im Märchen stellt es keinen Widerspruch dar, dass man Dinge von weit herzaubern kann. Wenn moderne Technologie Menschen zusammenbringt, das Ebenbild des anderen auf dem Bildschirm wie in einem magischen Spiegel erscheinen lässt, so lebt diese Aura des Romantischen, des Märchenhaften, des Zaubers fort und es wird einmal mehr offensichtlich, worin der Reiz der neuen Medien besteht: Sie bringen etwas in uns zum Schwingen, erzeugen in unserer Seele, die sich einzig nach einer solchen magischen Verbundenheit sehnt, Resonanz. Dabei zeigt sich jedoch abermals die Paradoxie der Moderne. Sosehr wir uns auch nach Wiederverzauberung einer entzauberten Welt sehnen – die Hoffnung, die wir in die Technik legen, wird enttäuscht, wenn wir diese derart destruktiv einsetzen. Technologie kann uns nicht erlösen, wenn wir nicht damit umgehen können. In diesem Erlösungsanspruch an die Technologie liegt eine Hybris, eine Überheblichkeit, die wir zugunsten einer neuen Schöpfungsdemut überwinden müssen. Das Problem der modernen Ureinsamkeit kann nur in uns selbst, in den uns von Gott gegebenen Anlagen gelöst werden.

Bevor wir dazu in den nächsten beiden Kapiteln kommen, lade ich Sie zum Abschluss dieses Kapitels, in dem die Empathie im Fokus stand, zu einer harmonisierenden Meditation ein, die Ihnen dabei hilft, sich mit sich selbst und anderen in liebevollem Mitgefühl aus dem Herzen heraus zu verbinden. Lieben Sie sich selbst und weiten Sie diese Liebe aus.

🔔 Herzensgüte verbindet

Legen Sie Ihr Smartphone beiseite und kommen Sie an einem ungestörten Ort, an dem Sie sich wohlfühlen, zur Ruhe. Atmen Sie tief ein und aus und begegnen Sie sich selbst mit Mitgefühl. Haben Sie Verständnis für sich selbst. Fühlen Sie sich in sich selbst ein. Seien Sie versöhnlich, verzeihen Sie sich Ihre Schwächen und Fehler. Lassen Sie Ihre Erwartungen an sich selbst los. Lassen Sie alle negativen Gefühle wie Zorn, Traurigkeit oder Verachtung los.

Stellen Sie sich vor, ein Mensch, der nichts als Güte und Herzenswärme ausstrahlt, begegnet Ihnen. Wer ist für Sie der Inbegriff der Liebe? Eine Mutter- oder Vaterfigur? Ein Engel? Imaginieren Sie aus Ihrem Herzen heraus und verweilen Sie in dem Gefühl der absoluten Geborgenheit, die Ihnen dieses Wesen vermittelt. Verbinden Sie sich mit dieser Liebe und bewahren Sie diese in Ihrem Herzen.

Nun denken Sie an Menschen, die Ihnen wichtig sind. Mit wem wollen Sie sich mental verbinden? Ein Gedanke genügt, um anderen einen Teil der Liebe, die Sie in sich spüren, seelisch zu senden. Weiten Sie das Netz der Liebe mental immer weiter aus und fühlen Sie sich mehr und mehr mit anderen verbunden. Sie können für andere zu jenem lichtbringenden Wesen werden, das Sie sich selbst vorgestellt haben. Vergessen Sie nie: Verbundenheit kommt aus dem Herzen, nicht aus dem Handy.

Zusammengefasst: Wir sind für die Liebe erschaffen. Uns verbindet mehr, als uns trennt. Konzentrieren Sie sich auf das Gemeinsame und das, was Sie anderen geben können. Lieben Sie Menschen, keine Dinge, schenken Sie Freunden und Familie Ihre Aufmerksamkeit, nicht Ihrem Smartphone. Lassen Sie sich von dem heilsamen Gedanken, seelisch mit allem verbunden zu sein, tragen und spüren Sie die schöpferische Energie, die aus diesem Mitgefühl entsteht.

Erleuchtung

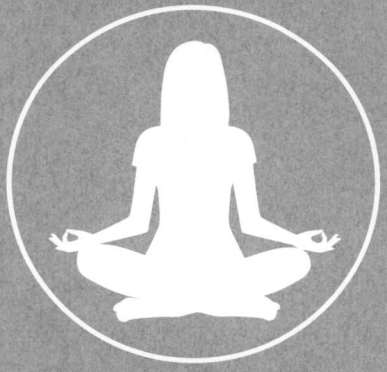

*»Und die Welt beginnt zu leuchten, wenn wir sie
mit unserem Geist in Liebe neu erschaffen.«*

Warum wir im Internet Gott suchen und wie wir inneren Frieden finden

Was hat das Internet mit Gott zu tun? Suchen wir gar am Ende Gott, wenn wir online sind? Die verblüffende Antwort lautet: ja. Und wenn ich jetzt sage: Der Moment Ihres spirituellen Erwachens ist der, in dem Sie erkennen, dass Sie mehr sind als nur Materie – nämlich primär ein spirituelles Wesen, Teil des großen geistigen Ganzen – und dass Verbundenheit allem voran eine Frage des Herzens und der Seele, weniger aber des Körpers und des Handys ist ... wie fühlt sich dieses Erwachen dann für Sie an? Bringt es etwas in Ihnen zum Schwingen? Eröffnet sich eine neue Sinnhaftigkeit in dieser digitalisierten Welt? Spüren Sie eine Veränderung in sich? Dann umarmen Sie sie. Denn in diesem Kapitel geht es genau darum: zu erkennen, dass wir online die vielleicht größte aller Erfahrungen suchen – die der absoluten Einheit, die wir Erleuchtung nennen dürfen –, doch dass diese nur spirituell, nicht digital erfahrbar ist.

Es geht also weiter mit unserem neuen Omline-Mindset, das Sie Stück für Stück näher zur Erleuchtung bringt. Ein bisschen mehr »Om« und weniger »On« brauchen wir nämlich unbedingt, damit in unserem Gehirn die Erleuchtungsschaltkreise wieder aufleuchten können.

Digital Detox sorgt nicht nur dafür, dass Sie empathischer werden und sich somit mit anderen Menschen verbunden fühlen. Nein, Digital Detox ermöglicht Ihnen, diese Empathie von Menschen auf alles, wirklich alles, nämlich die Welt und das Universum, auszuweiten und damit eine ganz neue Dimension der Verbundenheit zu spüren – die Verbundenheit mit Gott. Und wenn Sie diese Verbundenheit in sich bejahen, werden Sie sich in diese herrliche Welt verlieben. Und was ist schöner als Verliebtsein? Lassen Sie sich auf dieses neue Lebensgefühl ein; es wird Sie nicht nur tragen, sondern Sie auf eine neue Bewusstseinsstufe emporheben und zum Schweben bringen.

Erkennen Sie Ihr spirituelles Bedürfnis

Betrachten wir genauer, warum hinter digitaler Konnektivität, ja hinter all dem Klicken, Wischen, Tippen und Weiterleiten ein spirituelles Bedürfnis steht. Nochmals zur Erinnerung: »Religio« heißt Rückbindung. Da wir im Internet nichts anderes tun, als uns zu verbinden und damit einem verloren gegangenen Einheitszustand nachzujagen, ist Vernetzung grundlegend religiös. Egal ob Twitter, Facebook oder Tinder, wir haben in den vorangegangenen Kapiteln gezeigt, dass es ein ganz natürliches menschliches Bedürfnis ist, uns rückzubinden, zu vernetzen, die verlorene Großfamilie zu suchen, ins einstige Kollektiv einzugehen. Der Mutterarchetypus versinnbildlicht diese Sehnsucht nach Wiedervereinigung exemplarisch; dabei geht es um die zumindest symbolische Wiederherstellung der Ursprungseinheit zwischen Mutter und Kind, in der das Versprechen vollkommener Liebe mitschwingt. Wir haben gesehen, dass – der guten Absicht zum Trotz – bei unserer digitalen Reise zumeist das Gegenteil herauskommt: Statt echter Verbundenheit entsteht vermehrte Vereinzelung vor dem Bildschirm, der virtuelle Mutterarchetypus droht uns zu verschlingen, wir verirren uns im digitalen Labyrinth. Grund dafür sind die unzähligen Ablenkungen, die narzisstischen Verlockungen und die damit einhergehenden Veränderungen in unserem Gehirn. In ihm entsteht das Gefühl von Ganzheit – aber eben nur, wenn die entsprechenden neuronalen Schaltkreise aktiv sind. Anstatt diese jedoch zu trainieren, tun wir das Gegenteil: Wir lassen sie verkümmern und bilden andere neuronale Schaltkreise aus, die eben nicht zu dem Gefühl der Einheit führen, sondern zu empfundener Zersplitterung.

In der Art und Weise, wie wir derzeit Smartphones nutzen, betreiben wir permanente Anti-Meditation. Wir zersprengen unseren Geist, anstatt ihn zu beruhigen. Mit Digital Detox können wir das ändern. Wir können uns digital vernetzen, ohne den Sinn in einer digitalisierten Welt zu verlieren. Mehr noch: Wir können so verbunden sein wie noch nie – alles, was wir dafür brauchen, ist das digital achtsame Bewusstsein, das Sie nun schon das ganze Buch über Stück für Stück kultivieren und das Ihnen immer mehr den Weg weist zu einem neuen, tiefgründigeren, erfüllenderen Leben. Einem Leben, in dem Sie Verbundenheit spüren und ergriffen sind von dem Gefühl, der Grenzenlosigkeit Ihres spirituellen Wesens gerecht zu werden. Denn das sind Sie in erster Linie: eine Seele. Macht Ihre Seele nicht Ihren Wesenskern aus? Und wäre es nicht an der Zeit, bei all den Anrufen auch den Ruf Ihrer Seele wieder zu hören und zu erhören? Digital Detox ist gut für die Seele, weil es genau das ermöglicht: den inneren Seelenruf wahrzunehmen, den der digitale Lärm viel zu lang übertönt hat. Nur so können wir glücklich werden, denn nur wer im seelischen Einklang ist, darf das Geschenk des inneren Friedens erfahren – und Einheit empfinden.

Erschaffen Sie Ihr Leben

Keine andere spirituelle Praxis ist derart auf neuronale Synchronizität und damit auf empfundene Einheit ausgerichtet wie die Meditation. Meditation ist der Schlüssel zu diesem inneren Frieden, zu Gelassenheit, Glück, zu allumfassender Verbundenheit, die so heilsam ist und nach der wir uns sehnen. Das Gefühl der Isolation überwinden, das Getrenntsein beenden, ganz werden, heil werden, der Seele Heimat geben, indem wir sie zum Ursprung und zu anderen Seelen zurückführen: Das ist nicht nur eine naive Fantasie, sondern machbar.

Erinnern Sie sich an die Geschichte mit dem Alien am Anfang des Buchs? Alles ist da – in uns selbst! –, wir haben es nur weggesperrt, und so spüren wir uns weder selbst noch andere. Mit Meditation aber öffnen Sie die Tür zu Ihrem wertvollsten inneren Schatz wieder: Ihrer ganz persönlichen Glückseligkeit. Sie müssen nur durch diese Tür hindurchgehen und selbst erfahren, was es bedeutet, sich eins zu fühlen mit der Welt.

Klingt das nicht himmlisch? Dabei müssen wir umdenken. Derzeit gehen wir davon aus, dass unsere inneren Zustände vom Außen hervorgerufen werden. Oder anders formuliert, dass die

Materie den Geist beeinflusst. Also: Wenn die Sonne scheint, sind wir fröhlich, wenn es regnet, schlecht gelaunt. Wenn uns jemand ein Kompliment macht, freuen wir uns, wenn uns jemand kritisiert, sind wir sauer. Was aber, wenn es andersherum ist? Lassen Sie sich auf dieses Gedankenspiel ein. Natürlich können wir mental nicht das Wetter beeinflussen (oder doch?), aber vielleicht leuchtet es Ihnen ein, dass Sie ein Kompliment bekommen, *weil* Sie innerlich Freude ausstrahlen, oder dass Sie kritisiert werden, *weil* Sie innerlich unzufrieden sind. Was, wenn zuerst das Innere da ist und das Äußere eine Reaktion darauf darstellt? Was, wenn sich jemand in Sie verliebt, *weil* Sie innerlich selbst voller Liebe sind? Würde das nicht alles verändern? Und würde Sie das nicht ermächtigen? Denn Sie wären dann ja nicht mehr das Opfer der äußeren Umstände, sondern könnten in sich selbst die Gefühle erschaffen, die Ihre Seele braucht, um glücklich zu sein. Noch ein Beispiel: Der Stuhl oder das Sofa, auf dem Sie gerade sitzen, ist Materie. Aber diese Materie entstand aus einer Idee. Irgendjemand hat sich genau diese Sitzgelegenheit irgendwann einmal ausgedacht. Sie entstand im Geist, richtig? Vielleicht leuchtet es Ihnen nun schon mehr ein, dass es in Wahrheit der Geist ist, der darüber entscheidet, was mit der Materie geschieht.

Das Materielle, die sichtbare und greifbare irdische Ausprägung, ist die Konsequenz des Geistigen. Also ist unser Geist doch ganz schön mächtig, oder? Er hat schöpferische Kraft, erschafft und bewegt. Natürlich nicht nur Sichtbares, sondern auch Unsichtbares. Im letzten Kapitel habe ich gesagt, welch buntes Wellenbad es gäbe, wenn Sie sich die Schwingungen zwischen sich und anderen vorstellen würden. Und jetzt stellen Sie sich vor, Sie können diese Schwingungen kontrollieren. Sie könnten Ihren Geist kontrollieren und sich damit buchstäblich ein neues Leben erschaffen, weil Sie diese mental in sich erzeugen und Sie darauf vertrauen dürfen, dass dies eine reale Auswirkung hat. Ja, werden Sie zum Schöpfer Ihres eigenen Lebens.

Wie klingt das?

Beginnen Sie gleich heute zu meditieren

Stellen Sie sich vor, Sie können glücklich sein, wann immer Sie wollen, nur indem Sie sich für zehn Minuten am Tag hinsetzen und meditieren. Sie können die Beziehungen zu Ihren Mitmenschen verbessern. Sie können Ihre Ausstrahlung verbessern. Sie können mit Ruhe und Gelassenheit durchs Leben gehen, weil Sie sich diesen Zustand herbeimeditieren und er dadurch, dass Sie ihn innerlich empfinden, Wirklichkeit wird, nein: Wirklichkeit *ist*, weil das, was Sie fühlen, real ist. Wäre das nicht gut? Wäre das nicht heilsam? Wenn wir uns von dem alten Glauben verabschieden, dass die Welt zu uns gut sein muss, damit wir selbst gut sein können, gewinnen wir eine neue Sichtweise auf die Welt, und dadurch verändert sie sich tatsächlich. Wir verstehen, dass wir mentalen Einfluss haben, zunächst auf unser Inneres, das sich sodann auf das Außen auswirkt. Weil Meditation Ihnen genau das erlaubt – gute Gefühle, *echte* Gefühle der Liebe, des Mitgefühls, des Friedens und des Glücks, in Ihnen selbst auszulösen, die sodann Gefühle von derselben hohen Qualität anziehen –, ist Meditation lebensverändernd.

Stichwort Resonanz: Ihr Gehirn sucht nach Gleichklang mit anderen Gehirnen. Liebe ist die höchste aller Frequenzen – wenden Sie sich ihr zu! Wenn Sie meditieren und Ihr Gehirn dadurch auf dieser Frequenz schwingt, schwingen Sie automatisch höher und ziehen genau diese hohe Frequenz anderer an. Sie werden mit jenen auf einer Wellenlänge sein, die sich ebenfalls für die Liebe entschlossen haben und damit dazu, einen Bewusstseinssprung zu vollziehen. Sie werden fortan mit einer höheren Lebensenergie durch dieses Leben wandeln und gleichgesinnte Gefährten haben. Sie werden sich wahrhaftig mit anderen verbunden fühlen – denn Sie *sind* seelisch verbunden.

Meditation ist somit das Gegengift zum digitalen Gift. Sie ist die Heilung für das stressgeplagte Gehirn, das sein spirituelles Potenzial nicht entfalten kann und sich immer einsamer fühlt. Sie ist die Disziplin, mit der wir echte neuronale und dadurch wahrhaftig spirituelle Konnektivität erlangen. Wenn Sie noch nicht meditieren, dann beginnen Sie damit gleich heute!

Um aber meditieren zu können, brauchen wir Digital Detox. Meditation ohne Ruhe ist nicht möglich. Jede SMS, jeder Anruf, jede Push-Nachricht, jede Eilmeldung erschwert die Meditation. Wir müssen uns bewusst machen, dass jedes noch so kleine digitale Signal ein Störsignal ist. Nochmals: Um eine kollektive Bewusstseinsveränderung zu vollziehen, bei dem alle liebend miteinander schwingen, muss jeder Einzelne seine Frequenz erhöhen, damit eine neue, höherwertige Resonanz des gemeinsamen Mitgefühls entstehen kann. Wir müssen als Ganzes unsere energetische Schwingung anheben, um einen kulturellen Entwicklungssprung zu schaffen und den materiellen, an Smartphones fixierten Istzustand zugunsten eines höheren spirituellen Zustands, der uns das Wahre, Gute und Schöne erkennen lässt, zu überwinden. Wir hängen unser Herz derzeit den ganzen Tag an klingelnde, vibrierende, piepsende Materie! Woran aber dein Herz hängt, das ist dein Gott, so sagte einst Luther, und seine Worte sollten uns nachdenklich stimmen. Denn wenn Smartphonesucht zu einer Art Götzenkult wird, bleibt die Sehnsucht nach Erlösung unerfüllt.

Schwingen Sie sich auf die göttliche Frequenz ein

Stellen Sie sich eine ganz einfache Frage: Macht Ihr Handy Sie glücklich?

Sehnen Sie sich nicht nach mehr? Sehnt Ihre Seele sich nicht nach mehr? Nach diesem Gefühl, das Unsichtbare zu erforschen, sich mit dem Höheren zu verbinden? Eins zu sein mit allem? Sind Sie jetzt bereit, die göttliche Frequenz der Liebe in sich selbst zu finden und durch diese Annäherung mit dem Göttlichen in Resonanz zu treten? Dann schwingen Sie sich darauf ein! Das aber geht nur, wenn wir uns ganz darauf einlassen, den spirituellen Kanal öffnen, ihn frei halten und nicht durch Handysignale überlagern. Halten Sie Ihre spirituelle Leitung frei. Sie ist Ihre Verbindung zu Gott.

Wie das geht? Mit folgender Achtsamkeitsübung holen Sie die Stille zurück in Ihr Leben.

🔔 Die spirituelle Leitung frei halten

Wie oft ist Ihre spirituelle Leitung besetzt? Beobachten Sie ganz genau, wie häufig Ihr Smartphone Sie täglich aus der Stille herausreißt.

Planen Sie ab jetzt feste Ruhezeiten in Ihren Alltag ein und schalten Sie während dieser Stunden Ihr Handy ganz aus oder zumindest auf lautlos und legen Sie es außer Sichtweite. Sagen Sie sich innerlich: »Es ist egal, wenn ich einen Anruf verpasse oder eine Nachricht nicht sofort lese.« Lassen Sie den Druck, immer verfügbar zu sein oder sofort antworten zu müssen, achtsam los. Reagieren Sie stattdessen selbstbestimmt zu einem späteren Zeitpunkt, wenn Sie bewusst online sind.

Wenn Sie Ihr Handy doch auf lautlos haben müssen, so wählen Sie einen ruhigen Klingelton, wie Naturgeräusche oder klassische Musik, der keinen Stress erzeugt.

Stellen Sie für Ihre wichtigsten Kontakte eigene Klingeltöne ein – so können Sie bereits beim Erklingen des individuellen Tons entscheiden, ob Sie rangehen wollen oder nicht.

Sie können Anrufe Ihrer Favoriten auch zulassen, wenn Ihr Handy im »Nicht stören«-Modus beziehungsweise Ihre Auszeit vom Bildschirm aktiviert ist.

Deaktivieren Sie zudem Push-Benachrichtigungen und Eilmeldungen und checken Sie Ihre Mails und Social-Media-Accounts nicht ständig, sondern zu festgelegten Zeiten, zum Beispiel am frühen Vormittag und späten Nachmittag für jeweils zehn Minuten.

Insbesondere für das Diensthandy gilt: Schalten Sie es nach Feierabend aus und erst zu Beginn Ihrer Arbeitszeit wieder ein. Checken Sie keine beruflichen Mails am Wochenende oder in den Ferien.

> Nehmen Sie bewusst wahr, wie Sie durch diese einfachen Maßnahmen die Stille in Ihr Leben zurückholen und wie Sie Sie die neu gewonnene Ruhe wohltuend durch Ihren Tag begleitet.

Wenn unsere spirituelle Leitung permanent belegt ist, weil wir meinen, ständig chatten, swipen und scrollen zu müssen, kann keine höhere Verbundenheit entstehen. Wir verweilen in der trivialen, materiellen Energie des Internets und verschwenden unser Potenzial als geistige Wesen. Wir müssen uns unserer eigenen Göttlichkeit wieder gewahr werden, uns bewusst machen, dass unsere Seele Teil Gottes ist. Wir müssen verstehen, dass sich die kosmische Allverbundenheit des Universums in unserer neuronalen Konnektivität, den unendlichen Verbindungen unseres Gehirns widerspiegelt.

Unsere Seele ist ein Teil des großen Göttlichen und damit Teil des Ursprungs. Gott – welch großes Wort von unendlicher, unerklärlicher und insbesondere individueller Bedeutung. Was immer Gott für Sie ganz persönlich bedeutet – das Göttliche in Ihnen selbst oder vielleicht die All-Einheit des Universums –, lassen Sie es hier an dieser Stelle zu. Es geht jetzt um Sie. Treten Sie mit dem göttlichen Mysterium in Resonanz. Lassen Sie Ihre Seele mit diesem ewigen Seelenfeld schwingen. Jede Seele, die Gott ruft, erhält Antwort. Sie werden eine ganz persönliche spirituelle Antwort auf Ihre Frage nach Gott erhalten. Viele aber rufen gar nicht mehr nach Gott – und indem wir uns von Gott abgewandt und das Internet zum Götzen erklärt haben, dem wir den ganzen Tag huldigen und dessen Versuchungen wir nicht widerstehen können, haben wir uns von unserem Ursprung und unserem Ziel abgekehrt. Aus Gott entsteht alles und Gott ist das Ziel, ohne Gott aber sind wir ursprungs- und ziellos: Wir verirren uns, so wie sich unsere Seelen längst im digitalen Labyrinth verirrt haben. Das Lebensziel kann nur die tiefe seelische Vereinigung mit Gott sein, die erfahrbar und doch ewig ein Geheimnis ist. Was wir brauchen, ist ein neues Bewusstsein für dieses unumgängliche seelische Streben nach Vernetzung mit allen Seelen, die im Kollektiv Gott sind. Was wir brauchen, ist buchstäblich eine neue »Kirche«; *ecclesia*, das griechische Wort für Kirche, heißt wörtlich »herausgerufene« oder »einberufene Versammlung«. Genau das tun unsere Seelen: Sie rufen nacheinander. Es wird Zeit, dass wir sie erhören. Dafür müssen wir unsere Handys weglegen, uns neuronal synchronisieren, ein gemeinsames neuronales Schwingen entstehen lassen und uns gegenseitig erleuchten. Ja, das ist Erleuchtung: Das neuronale Aufleuchten in unserem Gehirn, das spirituelle Verbundenheit erzeugt.

Erweitern Sie Ihr Bewusstsein

Erleuchtung ist möglich. Wir alle können sie erlangen. Sie ist seit jeher das Ziel der Meditation: die liebende Verbundenheit mit allem Sein, mit dem Kosmos, mit Gott. Bei der Meditation wird das Gefühl des Getrenntseins zugunsten eines absoluten Einheitsgefühls überwunden. Ich und Welt sind vollkommene Harmonie, man kommt vom Denken ins reine Spüren. Dort, im Zustand der liebenden Weltanbindung, sind die Grenzen zwischen Ich und anderen aufgehoben. Man ist eins. Wahre Erleuchtung ist auf neuronale Konnektivität zurückgehende seelische Konnektivität – eine spirituelle Hoch-Zeit entsteht, eine *unio mystica*, eine mystische Einheitserfahrung mit Gott. Gott ist in uns, wir sind göttlich, Gott wohnt unserer Seele inne und indem wir uns spirituell verbinden, vergegenwärtigen wir Gott, holen wir ihn in unsere Mitte, machen ihn zum Zentrum des Daseins.

Allein auf diese tiefe Vereinigung mit Gott, die wir Tag für Tag in unserem Leben erfahren dürfen, wenn wir einander wieder wahrhaftig seelisch verbinden, läuft Erfüllung hinaus. Wer Gott nicht sucht, wird kein Glück finden. Nur in der echten seelischen Verbundenheit, die auf Gott basiert und in der Gott allgegenwärtig ist, spüren wir den Glanz des Himmels auf Erden und ahnen die Unendlichkeit, denn diese Verbundenheit der Seelen übersteigt das Hier und Jetzt, es ist auf Ewigkeit ausgerichtet, so wie die Liebe, die auch zu einem Verstorbenen nicht aufhört. Ich spreche von einer ewigen spirituellen Verbundenheit, gegen die sich das Internet mit seinem Versprechen, mit einem Klick vernetzt zu sein, wie blanker Hohn ausnimmt. Wir können so viel mehr als klicken, wischen und tippen. Alles, was wir brauchen, hat die Schöpfung in uns angelegt und es ist an der Zeit, dass wir dies erkennen und aus der digitalen Trance, die uns in einen komatösen Zustand versetzt hat, erwachen. Unio mystica bedeutet auch und primär das *Bewusstsein* um eine Ursprungseinheit von Ich und Gott, der eine tiefe Selbstkonfrontation vorangeht. Wer Gott in sich selbst »gebären«, also schöpferisch hervorbringen will, muss den Grund seiner Seele erforschen und ihm dort, an diesem Ort jenseits der Ratio, jenseits des überhaupt Vorstell- und Greifbaren, das Tor des Herzens mit einem unumstößlichen inneren »Ja« öffnen.

Werden Sie bereit für die Erleuchtung

Wir haben uns weit von dieser seelischen Tiefe entfernt. Haben die seelischen Leitungen blockiert. Haben unser Gehirn auf permanenten digitalen Stress konditioniert, so sehr, dass wir süchtig nach dem geworden sind, was uns krank macht.

Digital Detox ist die Lösung – es ist die Voraussetzung für ein Umdenken, der erste Schritt für eine grundlegende Transformation: weg vom gestressten Ich im Überlebensmodus hin zum entspannten Ich im erfüllten Leben. Spiritualität ist der Zustand erlebter Einheit. Dieser Zustand entsteht im Gehirn. Er nennt sich »Erleuchtung«. Ganzheit – Erleuchtung – wird also im Gehirn kreiert.

Um diesen Zustand zu erlangen, brauchen wir neuronale Synchronizität. Die derzeitige Internetnutzung aber macht diese unmöglich. Digital Detox ist daher die spirituelle Praxis, mit der wir diese neuronalen Verbindungen wiederherstellen können. Nur durch das Ausschalten digitaler Störfrequenzen kann sich unser Gehirn neu einschwingen auf solche Frequenzen, die uns Ruhe, Frieden, Glück schenken. Nur mit Digital Detox können wir eine heilsame Bewusstseinserweiterung erlangen. Kurz: ohne Digital Detox keine Meditation. Denn stellen Sie sich einmal Mönche vor, die inmitten der Meditation ständig ihre Smartphones checken; Mönche, bei denen statt Klangschalen die Telefone klingeln. Es funktioniert nicht. Ohne Ruhe keine Meditation – ohne Digital Detox keine Ruhe.

Laden Sie die Ruhe mit folgender Übung auch räumlich in Ihr Zuhause ein.

🧘 Handyfreie Zone zu Hause

Gestalten Sie in Ihrer Wohnung eine komplett handyfreie Zone. Diese kann Ihnen als Rückzugs- und Ruheraum dienen. Waren Sie schon mal im Spa? Dort gibt es solche Räume, sie strahlen eine wunderbare, heilsame Energie aus. Dabei muss es kein ganzes Zimmer sein – auch eine Ecke, in der Sie sich wohlfühlen, kann perfekt dafür sein. Betreten Sie diese Zone fortan nur noch ohne Handy. Verbannen Sie auch Laptop und Tablet daraus. Spüren Sie den Unterschied zwischen diesem Raum und anderen: Hören Sie die Stille? Fühlen Sie den Frieden? Tanken Sie dort Kraft, wann immer Sie das Bedürfnis danach haben, und nutzen Sie den Raum für Ihre meditative Praxis.

Um zudem Ihre Nachtruhe zu verbessern, gestalten Sie auch Ihr Schlafzimmer als handyfreien Ruheraum. Gewöhnen Sie sich an, Ihr Smartphone bereits eine Stunde vor dem Zubettgehen ganz und am besten auch noch Ihr WLAN auszuschalten. So kann Ihr Geist entspannen und in den Slow-down-Modus übergehen, denn das blaue Licht der Bildschirme hält wach und viele elektrosensible Menschen stört die Strahlung. Erleben Sie selbst, wie viel besser Sie dadurch ein- und häufiger durchschlafen.

Lesen Sie stattdessen oder schreiben Sie Tagebuch. Das ist ideal, um den Tag zu verarbeiten und die Gedanken zur Ruhe kommen zu lassen.

Legen Sie sich zudem einen normalen Wecker zu. So können Sie im Schlafzimmer komplett auf Ihr Smartphone verzichten und auch offline in den neuen Tag starten. Lassen Sie sich vom Handy wecken, haben Sie es morgens gleich als Erstes in der Hand und die Gefahr, dass Sie dann sofort online gehen, ist groß. Geheimtipp: Ein Tageslichtwecker weckt Sie besonders sanft.

Gerade die morgendliche Ruhe ist kostbar. Nutzen Sie diese für Ihre Meditationspraxis und stimmen Sie sich damit friedlich auf den neuen Tag ein. Einmal online, ist diese wertvolle Ruhe schnell vorbei. Sie werden selbst spüren, welch großen Unterschied es macht, offline und mit einer kleinen Morgenmeditation in den Tag zu starten. Wenn Sie Profi sind, dann dehnen Sie Ihr morgendliches Offline-Ritual noch weiter aus und lesen Sie eine Tageszeitung anstatt Online-News.

Beginnen Sie mit dem Gehirntraining

Sind Sie bereit, Ihr Gehirn von digitalen Auswirkungen zu entgiften und meditativ neu zu vernetzen, um die Glückseligkeit der Erleuchtung zu spüren? Sie können das durch Gehirntraining selbst erreichen! Denn so wie Smartphones unser Gehirn negativ verändern und wir dadurch weniger Einheit verspüren, so verändert Meditation unser Gehirn positiv, sodass wir mehr Ganzheit empfinden. Erinnern Sie sich an das Motto »Use it or lose it?« Wer rastet, der rostet, das trifft auch auf unser Gehirn zu, das Sie so trainieren können wie einen Muskel.

Die modernen Neurowissenschaften haben uns Einblick in die uralte mentale Technik der Bewusstseinserweiterung gegeben und nicht nur eindeutig bewiesen, dass etwas in unserem Gehirn passiert, wenn wir meditieren, sondern auch gezeigt, was genau in unserem Gehirn während der Versenkung passiert. Dabei ist der Begriff »Versenkung« bezeichnend: Tatsächlich ist die Meditation eine Erfahrung der Tiefe, die der im Internet zelebrierten Oberflächlichkeit diametral entgegensteht. Vergessen

Sie das Ego und den Narzissmus, von dem wir im letzten Kapitel gesprochen haben – jetzt kommt Gott!

Bildlich gesprochen ist die Meditation ein immer tieferes Hineinsinken in einen Zustand der absoluten Ruhe. Meditation erweitert, verändert und erhebt das Bewusstsein. Wir müssen uns meditativ versenken, um aus der digitalen Trance zu erwachen. Vergegenwärtigen wir uns die Vorteile der reinen Meditation, die eine Bewusstseinsveränderung auf einer Tiefendimension bewirkt:

- Befreiung: Loslassen von Gedanken, an denen wir »anhaften«, die wir also festhalten und die uns blockieren. Stellen Sie sich diese belastenden Gedanken, die um die Vergangenheit oder die Zukunft kreisen, als schweres Gepäck vor. Fühlt es sich nicht schöner an, Ihre spirituelle Reise, bei der Sie leicht werden wie Luft und Ihre Seele zu fliegen beginnt, ohne diesen Ballast anzutreten?
- Entspannung: Ankommen in der Stille, eine innere Ruhe macht sich breit – oft verbunden mit dem Gefühl warmer und schwerer werdender Arme und Beine.
- Fokus: maximale Konzentration, keine Ablenkung. Energetische Mitte. Gedanken, die aufkommen, ziehen vorbei wie Wolken. Wertungsfreie Beobachtung.
- Verbundenheit: das Gefühl, eins mit allem zu sein. Aufgefangen in der unendlichen Liebe. Innere Dankbarkeit.
- Transzendenz: Entgrenzung. Berührung der Unendlichkeit. Tiefere Einsicht.
- Erleuchtung: Begegnung mit Gott und dem Göttlichen in Ihnen – ein ewiges Streben.

Wir alle können unser derzeitiges digital gestresstes Bewusstsein hin zum meditativen Bewusstsein verändern und unser Leben dadurch nachhaltig und grundlegend verbessern. Es ist ein Geschenk, das sich jeder selbst und dadurch auch anderen machen kann. Die Gesellschaft wird eine bessere, wenn wir alle öfter offline sind und mehr meditieren. Der Glücksschalter ist sozusagen in uns selbst, in unserem Gehirn – wir müssen ihn nur umlegen. Dazu bedarf es der Übung, doch wenn wir täglich nur zehn bis 20 Minuten weniger online sind und in dieser Zeit meditieren, gewinnen wir enorm! Wir werden glücklicher, entspannter, friedlicher, kreativer.

Sie denken, Sie haben dafür keine Zeit? Mit ein wenig Achtsamkeit finden Sie diese bestimmt:

🧘 Zeit für Meditation gewinnen

Halten Sie kurz inne und gehen Sie im Geiste Ihren Tag durch. Wo können Sie täglich 20 Minuten Bildschirmzeit einsparen, um Zeit für Ihre regelmäßige Meditation zu gewinnen? Vielleicht zehn Minuten weniger Social Media und zehn Minuten weniger News? Vielleicht ein bisschen weniger Netflix? Oder nicht ganz so viel YouTube? Fragen Sie sich: Wäre es das nicht wert, zugunsten einer neuen Lebensfreude etwas auf den digitalen Konsum zu verzichten?

Betrachten Sie ab jetzt Meditation wie eine kleine Sporteinheit für das Gehirn. Räumen Sie ihr einen festen Platz in Ihrem Leben ein und stellen Sie sich einen Reminder.

Finden Sie Ihren Zugang zur Meditation

Ist Ihnen Meditation noch nicht ganz geheuer? Wir müssen mit dieser fernöstlichen Praxis nicht fremdeln. Inzwischen wird Meditation auch völlig jenseits des Religiösen, sozusagen säkularisiert, gedacht, also als eine Art Gehirntraining für jedermann. So wie man auch Yoga als reines Workout sehen kann. Allerdings entspringt Meditation freilich dem Religiösen – und so wie Yoga seinen besonderen Mehrwert durch seine spirituelle Dimension erlangt und sich genau dadurch von rein physischen Ertüchtigungsübungen abhebt, so gewinnt auch die Meditation an Reiz, wenn wir sie als Teil unserer spirituellen Reise ansehen. Entscheiden Sie, was sich für Sie richtig anfühlt! Zudem haben wir ein westliches Pendant zur Meditation: die Kontemplation, das religiöse Nach-innen-Richten des Blicks, die tiefe Betrachtung. Aber auch diese nimmt in unserem Leben kaum mehr Raum ein. Genauso wenig wie das Gebet noch einen festen Platz im Leben der meisten Menschen hat, mutet auch die Kontemplation wie ein Relikt aus uralten Zeiten an. Der Hype um meditierende Mönche aus Fernost mag groß sein, dennoch ist es nicht so, dass es im Westen keine Entsprechungen dazu gäbe.

Sowohl die Kontemplation als auch die Meditation und das Gebet sind neuronale Vernetzungstechniken: In der inneren Einkehr werden die Hirnareale aktiviert, die eine geistige Anbindung an Gott ermöglichen. Transzendenz, das Überschreiten des Alltäglichen hin zu einer spirituellen Erfahrung, wird dadurch möglich. Gott ist erfahrbar, weil er in unserem Bewusstsein schlummert und sich uns zeigen will, sobald wir ihn rufen. Es ist das »Genie in a Bottle«-Prinzip: Unser Gehirn ist die Wunderlampe, die wir nur mit unseren Gedanken reiben müssen, damit der magische, oder besser: heilige Geist daraus entsteigt. Alles, was wir für diese spirituellen Erfahrungen brauchen, ist in uns selbst angelegt. Wir können Gott in uns spüren, weil wir selbst göttlich sind. Wer Gott ruft, wird ihn hören – denn Gott spricht mit unserer eigenen Stimme zu uns. Wir müssen nur wieder zuhören. Stimmen wir also unser Gehirn darauf ein, schwingen wir uns neuronal zu Gott empor! Wenn wir die göttliche Schwingung in uns selbst hervorrufen, gilt: It's a perfect match with God! Und dann … beginnen wir von innen heraus zu leuchten. Denn wenn es mit Gott klick gemacht hat, dann sind wir voller Liebe.

Heben Sie Ihre Schwingung an – und verweilen Sie darin

Erleuchtung ist die höchste Form der neuronalen Konnektivität. Wir sind quasi bis über beide Ohren in die Welt verliebt, unsere Neuronen sind maximal mit der kosmischen Energie des Universums synchronisiert und in dieser einheitsstiftenden Liebe empfinden wir pures Sein, unsere Seele ist unendlich verbunden. Im erleuchteten Zustand empfinden wir absolute Einheit mit der Welt – eine Einheit, die wir selbst rein mental auslösen. Wir, nur wir allein, können unser Gehirn so nutzen, dass wir uns mit allem harmonisch verbunden fühlen. Wir können die Dualität überwinden. Eine solche tiefe Einheitserfahrung kann als mystisch gelten – und das Mystische ist wissenschaftlich nicht gänzlich greifbar. Dennoch können wir uns der Mystik wissenschaftlich annähern. Denn dass es diese mystischen Erleuchtungserlebnisse gibt, ist unumstritten. Menschen schildern spirituelle Ganzheitszustände als beglückend, heilig. In der erlebten Allverbundenheit werden die Subjektgrenzen aufgelöst, es gibt keine Vergangenheit, keine Zukunft, nur den ewigen, zeitlosen Moment. Es herrscht Frieden, Freude, eine unvorstellbare grenzenlose Liebe. Liebe ist die höchste Form der Energie und zieht Liebe an. Das ist das Geheimnis der so wichtigen Empathie. Ein Mensch, der in sich selbst Liebe spürt und meditativ hervorruft, verändert den Blick auf die Welt – sie erscheint ihm auf einmal als liebevoll und liebenswert und er wird selbst mehr Liebe geben. Gerade weil die Welt – und insbesondere die digitale Welt – derzeit unter einem Mangel an Mitgefühl und bedingungsloser Liebe leidet, ist das meditative Erzeugen von Empathie umso notwendiger.

Die Frage ist nun: Was genau passiert während der Meditation in unserem Gehirn?

Kurz: Die neuronale Schwingung wird angehoben. Das lässt sich bei der sogenannten Elektroenzephalografie (EEG) messen. Kleine Elektroden am Kopf der meditierenden Testperson messen die Gehirnströme. Es gibt fünf unterschiedliche Frequenzbereiche unserer Hirnwellen, die für unterschiedliche Bewusstseinszustände verantwortlich sind. Dabei gilt: Je höher die Schwingung, desto spiritueller die Erfahrung. Die Maßeinheit Hertz (Hz) gibt dabei die Anzahl der Schwingungen pro Sekunde an.

Delta (unter 4 Hertz): die niedrigste Frequenz im unbewussten Zustand. Deltaschwingungen treten vor allem im Tiefschlaf auf, das Gehirn erholt sich.

Theta (4 bis 7 Hertz): Thetaschwingungen treten während des Dösens, des Dämmerzustands sowie des REM-Schlafs (Schlafphase, in der wir träumen und die Augen sich unter den geschlossenen Lidern bewegen; REM = Rapid Eye Movement) auf. Sie begleiten den unbewussten Zustand und die Traumphase. Zudem treten diese Wellen des Unterbewussten während kreativer Phasen, spiritueller Erlebnisse und der Meditation auf.

Alpha (8 bis 12 Hertz): Alphawellen treten im entspannten Wachzustand, während des Ruhens und Tagträumens auf und gelten als Tor zur Meditation, das auch Thetawellen hindurchlässt: Erst die Kombination von Alphawellen mit anderen Frequenzen sorgt dafür, dass sich unser Wachbewusstsein der Meditation selbst gewahr sein kann.

Beta (13 bis 30 Hertz): Betawellen treten im normalen Wachbewusstsein auf, im Zustand der Aufmerksamkeit und der emotionalen Erregung.

Gamma (30 bis 80 Hertz): Gammawellen – unsere neuronale Höchstleistung – treten bei Mitgefühl, starker Fokussierung und höchster Konzentration auf, etwa bei der Meditation oder in Zuständen von Transzendenz und Einheit.

Bleiben Sie auf der richtigen Frequenz omline

Es ist wissenschaftlich erwiesen, dass Mitgefühl, vollkommene Einheit und Verbundenheit sowie mystische Transzendenz und Erleuchtungserlebnisse von Meditierenden, deren Gehirn einen hohen Anteil an Gammawellen aufweist, empfunden werden.

Im meditativen Zustand ist das Gehirn von neuronaler Kohärenz gezeichnet: Das Gehirn schwingt besonders synchron auf einer hohen Gammafrequenz.

Anders gesagt: Wenn wir auf der höchstmöglichen Hirnfrequenz schwingen, erleben wir diese Glückseligkeit und nähern uns der Erleuchtung! Je mehr wir meditieren oder uns hoch konzentriert in eine Tätigkeit versenken, desto stärker üben wir diese hochfrequente neuronale Konnektivität ein.

Smartphones aber senken unsere Hirnfrequenz ab!

Wir brauchen Digital Detox, um uns von der »toxischen digitalen« Schwingung abzugrenzen und uns auf eine höhere Frequenz einzustimmen. Nur wer digital entgiftet, kann sein Gehirn neu vernetzen, und zwar so, dass es ein glücklicheres, empathischeres, ein friedlicheres, liebendes Gehirn wird. Um in einen höher entwickelten Bewusstseinszustand zu kommen, müssen wir erstens der digital indizierten Absenkung der neuronalen Schwingung entgegensteuern und zweitens unser Bewusstsein so umprogrammieren, dass wir permanent in einer höheren Schwingung verweilen. Das ist die höchste Kunst der Meditation: ihr permanentes Beibehalten. Wenn wir so geübt darin sind, wir in unserem Hirn die entsprechenden Areale so sehr trainiert haben, dann können wir dauerhaft in einer zumindest latenten meditativen Grundhaltung durchs Leben gehen. Vergleichen Sie es mit der Körperhaltung: Auch wenn ein Balletttänzer keine Pirouetten dreht, während er eine Straße überquert, so erkennt man ihn dennoch an seiner guten Körperhaltung. Genau darum geht es: Eine *innere* Haltung der Ruhe und des Mitgefühls zu bewahren – auch, wenn wir online sind. Die hohen Schwingungen, die wir in uns selbst erzeugt haben und durch mentales Training immer wieder erzeugen, nie mehr zu verlieren und konsequent weiterzugeben – auch im Internet. Das ist omline. Mit diesem Mindset sind wir ständig in einem hoch schwingenden, meditativen Grundzustand nicht nur uns selbst gegenüber, sondern auch anderen in Liebe zugewandt, und erhalten diese Liebe und Güte aufrecht. Bei jedem einzelnen Klick.

Es geht zudem um mentale Resilienz gegen den digitalen Stress. Allein mit der Kraft Ihrer Gedanken verwandeln Sie das digitale Chaos in einen imaginären Zen-Garten. Nichts und niemand kann Sie aus der Ruhe bringen. Keine Mail, keine Nachricht, kein Kommentar. Sie ruhen in sich. Vollkommen. Das ist Erlösung. Erlösung von den destruktiven Kräften, die Smartphones potenziell innewohnen und die wir entfesseln, wenn wir unachtsam damit umgehen.

Sind Sie jetzt bereit für eine Meditation, die Sie mit dem Gefühl der Ganzheit erfüllt, Ihre Schwingung erhöht und in Ihrem Gehirn das Erleuchtungsnetzwerk aktiviert? Dann schalten Sie Ihr Smartphone aus und lassen Sie sich in diese Meditation hineinfallen, bei der Sie Ihr Herz und Hirn in Liebe vernetzen:

Herz und Gehirn mit Liebe verbinden

Ihr Gehirn und Ihr Herz stehen in enger neuronaler Verbindung. Die sogenannte Herz-Hirn-Achse (Heart-Brain Axis) tauscht Informationen zwischen beiden Organen aus – das ist der Grund, warum Sie beispielsweise Liebeskummer als buchstäblichen Herzschmerz wahrnehmen (was sogar zu schweren Funktionsstörungen des Herzens, dem sogenannten Broken-Heart-Syndrom, führen kann). Andersherum gilt ebenfalls, dass Sie Ihr Gehirn aus dem Herzen heraus beeinflussen können. Und genau das wollen wir jetzt tun: Die Liebe Ihres Herzens in Ihr Gehirn aussenden und Ihr neuronales Liebesnetzwerk zum Erleuchten bringen.

Wenn Ihr Herz und Gehirn in Liebe verbunden sind, sind Verstand und Gefühl keine Gegensätze mehr, sondern Sie empfinden Ganzheit. Sie kommen vom beeinflussten, manipulierten Verstand hin ins reine Fühlen – in einen Zustand der tiefsten inneren Wahrheit, in dem Sie nichts und niemand verunsichern kann. In dem Sie ganz bei sich sind. In dem Sie eins sind mit der Welt.

Setzen Sie sich an einen ungestörten Ort. Schließen Sie die Augen. Legen Sie Ihre Hände auf Ihr Herz. Atmen Sie tiefer und ruhiger. Atmen Sie in Ihr Herz hinein. Wer mit dem Herzen denkt, lebt in Liebe. Vertrauen Sie auf das Wissen Ihres Herzens und lassen Sie sich davon leiten.

Stellen Sie sich vor, wie Ihr Herz mit jedem Einatmen mit neuer Energie versorgt wird und wie Sie bei jedem Ausatmen verbrauchte Energie abgeben. Visualisieren Sie die neue Energie mit einer Farbe, die für Sie Liebe symbolisiert, die verbrauchte Energie mit Grau. Atmen Sie so lange tief und ruhig in Ihr Herz, bis dieses komplett in Ihre persönliche Farbe der Liebe getaucht ist. Nun senden Sie diese Liebe hinauf in Ihr Gehirn. Mit jedem Atemzug tauchen Sie auch Ihr Gehirn in diese Farbe. Stellen Sie sich vor, wie durch die Farbe das neuronale Netzwerk der Liebe in Ihrem Gehirn sichtbar wird. Sie sehen es nicht nur vor Ihrem inneren Auge, Sie spüren es auch. Zwischen Ihrem Herzen und Ihrem Gehirn ist nun ein intensiv leuchtender Farbstrahl.

Beginnen Sie zu lächeln. Spüren Sie die gute Energie, die von diesem Lächeln ausgeht und lächeln Sie auch innerlich.

Denken Sie dabei an Menschen, für deren Existenz in Ihrem Leben Sie dankbar sind.

Denken Sie an Begegnungen, für die Sie dankbar sind.

Denken Sie an Augenblicke in Ihrem Leben, für die Sie dankbar sind.

Verweilen Sie in dieser Dankbarkeit.

Vertrauen Sie darauf, dass die Welt Ihr inneres und äußeres Lächeln erwidert.

Ihr Lächeln zieht das Gute, Wahre und Schöne an, so wie sich zwei Liebende gegenseitig anziehen.

Verbinden Sie sich nun mental mit der höchsten Liebe, die es gibt: Gott.

Spüren Sie Ihre eigene Schwingung. Erhöhen Sie diese nun. Imaginieren Sie einen Sog nach oben: Spüren Sie, wie Sie das

Licht, die Liebe, das Göttliche nach oben ziehen. Verbinden Sie sich mit dieser Kraft und lassen Sie sich von ihr erheben. Verweilen Sie in dieser hohen Frequenz.

Kommen Sie achtsam und mit dem Bewusstsein, nun energetisch höher zu schwingen, zurück. Ganz intuitiv werden Sie nun Menschen, die ebenfalls auf dieser hohen Frequenz schwingen, anziehen. Vertrauen Sie intuitiv auf Ihr Gefühl und lassen Sie sich davon zu anderen Menschen, die auf Ihrer Wellenlänge sind, leiten.

Nutzen Sie Ihr Smartphone smart – lassen Sie sich beim Meditieren helfen

Wie fühlen Sie sich nach dieser Meditation? Konnten Sie sich selbst in einen tiefen Zustand der Konzentration versenken? Geben Sie bitte nicht auf, wenn das noch nicht gleich geklappt hat! Denn Meditation ist, vor allem am Anfang, keineswegs so einfach. Meditieren ist einfach nur dasitzen und entspannen? Leider stimmt dieses Klischee nicht, im Gegenteil. Ich will nicht sagen, dass Meditation »harte Arbeit« ist. Aber es ist Übungssache und auch hier gilt: Übung macht den Meister.

Warum sich also nicht einfach helfen lassen? Ein Smartphone kann tatsächlich smart sein, wenn man es clever nutzt. Und nochmals zur Erinnerung: Digital Detox heißt nicht, dass Sie nicht mehr online sein dürfen. Seien Sie nur stets achtsam dabei. Wenn Sie Ihr Smartphone bewusst nutzen, kann es Ihnen sogar bei der Neuvernetzung Ihres Gehirns nutzen.

Es gibt zahlreiche Meditations- und Achtsamkeits-Apps sowie geführte Meditationen zum Herunterladen. Tun Sie es! Schalten Sie in den Flugmodus, während Sie sich hindurchführen lassen, und räumen Sie dieser Meditationspraxis einen festen Platz in Ihrem Leben ein. Studien zeigen, dass Sie davon dauerhaft profitieren, denn regelmäßige Meditation verändert Ihr Gehirn nachweislich: Wenn Sie sich fortan weniger digital und mehr neuronal vernetzen, wird Ihr Gehirn effizienter. Ihr neuroplastisches Gehirn ist dadurch in der Lage, besser mit Stress umzugehen und angenehme Gefühle wie Freude und Glück klar und tief zu empfinden. Sie werden kreativer. Sie schlafen besser. Sie gehen glücklicher und gelassener durchs Leben. Sie empfinden mehr Mitgefühl. Digital Detox hat also im wahrsten Sinne einen Glow-Effekt, denn wenn Sie bewusst mit Ihrem Handy oder gezielt ohne Handy, jedenfalls störungsfrei meditieren, so beginnen Sie zu leuchten.

Im Folgenden finden Sie eine Liste von Apps und geführten Meditationen, die Ihnen dabei helfen, Ihr Gehirn auf diesen neuen Versenkungszustand hin zu trainieren:

- Headspace: Die App bietet Meditation für alle an, frei von spirituellem Tenor und an ein modernes westliches Publikum gerichtet. Spielerisch, modern, leicht zu verstehen. Die Anleitungen reichen vom besseren Schlaf über Loslassen bis hin zum Umgang mit Wut, Panik und Stress.
- Die Achtsamkeits-App: für geführte und eigene Meditationen. Reduziert, friedlich. Mit Achtsamkeitsmitteilungen, die im Alltag ins Hier und Jetzt zurückführen. Erkennungsmerkmal: der Gong.
- 7Mind: geführte Meditationen, für Anfänger geeignet. Der zertifizierte Präventionskurs »Achtsamkeitsbasiertes Stressmanagement« wird von vielen Krankenkassen bezuschusst.
- Calm: Für alle, die mehr Gelassenheit suchen. Die App will Gesundheit und Zufriedenheit verbessern. Sie bietet ein breites Angebot, unter anderem zur Beruhigung, Selbstachtung, Vergebung und zum Umgang mit Ängsten. Sanft und motivierend zugleich mit Fokus auf den Atem und beruhigender Optik.

- Breathing Zone: Durchatmen beruhigt und diese App hilft dabei.
- Balloon: für Einsteiger geeignet; von Achtsamkeitsforschern entwickelt, mit anschaulichen Visualisierungen und vielen kleinen Übungen.
- Omvana: ein breites Angebot an Meditationen. Die App will nicht nur den Flow fördern, sondern auch die Performance steigern.
- InsightTimer: Relax-App mit Promifaktor. Gisele Bündchen gibt Hoffnung, Russell Brand beruhigt und Elizabeth Gilbert hilft dabei, Angst durch Mitgefühl zu überwinden. Von Meditationen über Yoga bis hin zu Live-Events ist alles dabei.

Natürlich gibt es noch mehr Apps und das Angebot wird immer größer. Ein gutes Zeichen dafür, dass omline im absoluten Trend ist! Um die für Sie ideale App zu finden, probieren Sie am besten einfach aus, was zu Ihnen und Ihrem Lebensstil am besten passt.

Hier möchte ich Ihnen noch meine drei Geheimtipps für absolute Tiefenentspannung verraten. Es handelt sich dabei sogar um noch etwas mehr als Meditation, nämlich Hypnose. Aber keine Angst! Sie werden dadurch nicht zum ferngesteuerten Zombie. Nein, Sie lassen sich einfach nur fallen und vertrauen darauf, dass Sie diese beiden Stimmen in einen Zustand des tiefen inneren Friedens leiten und, mehr noch, durch ihr breites Angebot an geführten Meditationen Ihr Unterbewusstsein ganz einfach im Schlaf dauerhaft auf mehr Glück und Zufriedenheit programmieren. Sie glauben nicht, dass es funktioniert? Laden Sie sich eine Meditation herunter, schalten Sie in den Flugmodus und wenn Sie sanft einschlafen und auf das Kommando »1, 2, 3 you wake up« erholt aufwachen, werden Sie es selbst erleben!

- Glenn Harrold: Der britische Hypnotherapeut bietet viele Meditationen an, eine seiner beliebtesten ist »Entspannen und gut schlafen« (»Relax and sleep well«). Im App Store, auf YouTube oder auf Spotify, mit jeweils unterschiedlichem Ende zum Aufwachen oder Einschlafen. Heilsam und lebensverändernd, für einen grundlegend neuen, harmonischen Weltzugang.
- Michael Sealey: Mit sanfter Stimme leitet uns Michael Sealey durch viele Meditationen. Er ist auf YouTube und Spotify zu finden und hat ein breites Angebot, darunter »Detachment from Social Media« (englisch). Erhebend und transformativ, für tiefe Selbstbegegnung.
- Rising Higher Meditation: geführte (englische) Meditationen von Jess Shepherd, die uns durch zahlreiche Affirmationen auf ein neues Energielevel einstimmt. Auf YouTube und Spotify.

Zusammengefasst: Ihr Gehirn ist die Tür zu einem neuen, glücklichen, friedlichen Leben. Überwinden Sie alle digitalen Ablenkungen, öffnen Sie diese Tür und schreiten Sie hindurch. Es wird alles verändern.

Präsenz

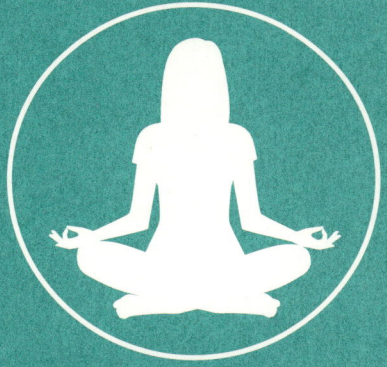

*»Die Welt wird magisch, wenn wir
das Unsichtbare um uns herum wahrnehmen.
Berühren Sie die Welt.
Lassen Sie sich von ihr ergreifen –
von den göttlichen Wundern aller Dinge,
von denen Sie selbst eines sind.«*

Warum der analoge Augenblick magisch ist und wie wir darin verweilen

Egal ob per App oder allein, nun haben Sie sich schon in Achtsamkeit und Meditation geübt. Gratulation! Beglückwünschen Sie sich. Toll, dass Sie diesen Schritt gewagt haben und diesen neuen Weg der digitalen Achtsamkeit gehen. Genau das ist Digital Detox: ein Lebensweg, ein Lebensstil, der sich durch unseren digitalen Alltag zieht. Überall da, wo Smartphones sind, braucht es Digital Detox, um in der harmonischen Balance zu bleiben. Da Mobiltelefone inzwischen sogar bis in die entlegensten Winkel der Welt vorgedrungen sind, betrifft das Thema den gesamten Erdkreis.

Wie aber fühlen wir uns hier wieder wohl? Sich auf unserem Planeten in der Schöpfung geborgen zu fühlen, heißt, sich mit ihr zu verbinden, Teil von ihr zu sein und in dieser Harmonie zu verweilen. Mit Digital Detox werden wir wesentlich und finden zurück zu unserem tiefsten Daseinszweck, der nur jenseits des Digitalen zu verorten ist. Wir sind gemacht, um zu lieben, sind für wahre Verbundenheit erschaffen. Smartphones lassen uns das vergessen. Viel zu lang schon haben wir die Größe der Schöpfung nicht mehr wahrgenommen, weil wir die Welt nur noch durch einen Bildschirm hindurch betrachten. Die Welt wurde aber nicht als Selfie-Hintergrund erschaffen, sondern dafür, dass wir ihre Schönheit mit unseren eigenen Augen erkennen. Wir müssen uns unserer eigenen Göttlichkeit gewahr werden, um wieder vor der Größe der Schöpfung staunend niederzuknien, denn das Göttliche strömt nicht nur durch uns, sondern durch alles, was lebt und ist. Nur wenn wir den göttlichen Funken wieder in unserem Herzen entzündet haben, kann er von uns auf andere überspringen. Nur jene Herzen, in denen das göttliche Licht strahlt, erleuchten die Welt. Sie sehen nicht nur, sondern erkennen die Herrlichkeit allen Seins.

Erkennen Sie Wunder – überall

Derzeit nehmen wir nichts mehr wirklich wahr. Wir starren stundenlang auf einen Bildschirm. Wir berühren die Dinge nicht mehr und nichts ist uns mehr heilig. Spüren Sie die Welt noch? Durch einen Bildschirm hindurch können Sie sie nicht berühren. Hören Sie auf zu wischen und fühlen Sie wieder. Wenn wir unseren Blick auf die Dinge verändern, verändert sich die Welt und alles wird wunderbar, denn alles *ist* Wunder. Um diesen Perspektivenwechsel einzuleiten, müssen wir unsere Bildschirme beiseitelegen und lernen, die Welt wieder neu zu betrachten. Digital Detox ermöglicht eine spirituelle Betrachtung der Welt, bei der wir wieder genau hinsehen und ihre Perfektion ehrfürchtig bestaunen dürfen. Das Leben – das echte Leben – ist schön. Digital Detox erinnert uns daran. Und wir haben diese Erinnerung bitter nötig. Smartphones gefährden nichts Geringeres als den Sinn des Lebens. Sie führen uns weg vom Glück der echten Verbundenheit, sie versperren uns die Sicht auf die Schönheit der Schöpfung und sie nehmen uns den Mut, wirklich zu leben – denn um aufrecht ins echte Leben hinauszutreten, braucht es mehr Mut als bei der Erstellung eines Onlineprofils.

Unser aller Existenz geht ein großes, unumstößliches, göttliches JA voraus: Gott hat Ja zu jedem Einzelnen von uns gesagt. Sie zweifeln an Gott? Spüren aber vielleicht doch eine innere Sehnsucht nach etwas Höherem?

Mit dieser Achtsamkeitsübung können Sie selbst erfahren, inwiefern der Glaube an etwas Höheres Ihr Leben unmittelbar verwandelt:

Von Gott gewollt, geliebt und erwünscht

Nehmen Sie einfach für einen Tag an, es gäbe Gott. Er hätte Ja zu Ihnen gesagt, hätte Sie erschaffen, begleitete Sie auf jedem einzelnen Lebensschritt. Stellen Sie sich vor, Sie sind von Gott gewollt, geliebt und erwünscht. Wie fühlt sich das an? Wird

> das Leben dadurch nicht zu einem schöneren Leben? Verwandelt es sich nicht umgehend in eine heilige Existenz? Und wenn es so ist: Warum erlauben Sie sich nicht, in diesem Glauben zu verweilen und so durch das Leben zu gehen?

Dieses kleine Experiment kann einen enormen Unterschied bewirken. Wenn Ihr Leben durch den Glauben an Gott zu einem besseren Leben wird, warum gestehen Sie sich das nicht zu? Wenn Sie dadurch Sinn erfahren und Zeichen und Wunder erkennen, so hat das Leben begonnen, mit Ihnen und zu Ihnen zu sprechen.

Wir haben in den letzten Kapiteln viel über Mitgefühl gelernt. Genaues Hinsehen und Zuhören ist ein grundlegender Bestandteil von Empathie. So wie wir unserem menschlichen Gegenüber unsere Aufmerksamkeit schenken müssen, damit wir einander verstehen, so müssen wir auch Gott genau zuhören. Die kleinen und großen Wunder des Alltags zu erkennen, durch die er zu uns flüstert und in denen er sich uns zeigt, ist ein Zeichen unseres Mitgefühls mit Gott. Öffnen wir uns Gott also in all unserer Aufmerksamkeit, als wäre er ein realer Gesprächspartner, wird er sich uns offenbaren. Wer Gott liebt, erhält unendliche Liebe zurück. Ist das nicht ein magisches Geschenk? Beschenken Sie sich selbst mit diesem neuen Lebensgefühl.

Fühlen wir uns alle sicher im Netz des Gewolltseins

Wir haben allen Grund dazu, uns gewollt, geliebt und erwünscht zu fühlen – doch anstatt uns zurückfallen zu lassen in diese göttliche Urgeborgenheit, machen wir unseren Selbstwert von Followern und Likes abhängig. Gott hat uns unser Leben geschenkt – doch wir verschenken es, nein, wir verschwenden es an das Internet. Digital Detox bedeutet Umkehr: Mit einem neuen Bewusstsein erkennen wir, dass wir uns nicht virtuell beweisen, sondern zu den wahren Werten zurückkehren müssen, um wahrhaft glücklich zu sein. Es gibt kein größeres Sicherheitsnetz als Gott: Sich mit seinem Netz zu verbinden und damit zu erkennen, dass wir seelisch für immer und ewig mit anderen Seelen verbunden sind, gibt uns den Halt, den wir brauchen in einer Welt, in der nichts mehr konstant zu sein und nichts mehr zu tragen scheint. Diese Ursicherheit ist begründet auf seinem unerschütterlichen Ja zu uns. Gott will uns. Warum haben wir je daran gezweifelt? Nicht nur wir wünschen uns Gott, sondern auch Gott hat sich uns gewünscht und er will sich uns schenken.

Wünsche sind wichtig. Es gab eine Zeit, in der das Wünschen noch erlaubt war. Es war die Zeit der Märchen. Das Wünschen hat geholfen, und zwar der Seele – denn das, was man sich wünscht, ist ein Traum der Seele. Untersagt man sich aber dieses Wünschen, so verbietet man sich die schönsten Träume. Doch warum und zu welchem Preis? Welchen Vorteil haben wir davon, dass wir Gottes Existenz leugnen und uns immer wieder darin bestärken, dass es Magie, das Übersinnliche nicht gibt? Wir haben nichts davon außer einer schmerzhaften, leidvollen Entzauberung. Die Wirklichkeit wird auch nicht wirklicher dadurch. Sie wird einzig und allein trister. Indem wir unser Leben wieder auf Gottes volle Pracht hin ausrichten, holen wir alles Schöne, das wir weggesperrt haben, wieder hervor. Es liegt direkt vor uns, doch wir sehen es nicht mehr, weil wir blind dafür geworden sind. Haben Sie schon einmal darüber nachgedacht, wie genial es eigentlich ist, dass Sie eine Brombeere erst dann pflücken können, wenn sie reif ist? Sobald die Frucht schmackhaft ist, lässt sie sich ganz leicht vom Strauch lösen. Ist es nicht ein Meisterwerk, dass Blumen sich morgens öffnen und abends ihre Blüten wieder schließen? Wer nicht an Gott glaubt, sieht nur eine Frucht und nur eine Blume. Wer Gott liebt, sieht Gott selbst darin.

Die Erkenntnis, dass das Leben ein Wunder ist, ist nicht neu. Über einem Bildschirm kann man sie aber leicht vergessen. Wenn wir uns in tausend virtuellen Dingen verlieren, vergessen wir die Göttlichkeit allen Seins, auch unsere eigene Göttlichkeit. Digital Detox erlaubt uns die tiefe Einsicht, dass die Türen zu Gott überall sind – wir müssen nur durch sie hindurchgehen. Und zuvor erkennen.

Bauen Sie diese kleine Achtsamkeitsübung immer wieder in Ihren Alltag ein, um ein besseres Gespür für die Schönheit der Welt um sich herum zu entwickeln.

🧘 Wunder erkennen

Nutzen Sie jede noch so kleine Gelegenheit, um genau hinzusehen. Sehr oft, etwa wenn wir warten müssen, zücken wir sofort das Handy und lenken uns damit ab. Wir nehmen uns nicht mehr die Zeit, unsere Umgebung und uns selbst zu beobachten. Das nächste Mal, wenn Sie zum Beispiel auf einen Bus warten, widerstehen Sie dem Drang, Ihr Smartphone in die Hand zu nehmen. Atmen Sie stattdessen tief und ruhig ein und aus.

Nehmen Sie wahr, was um Sie herum geschieht. Wie ist das Wetter? Wie sieht der Himmel aus? Erkennen Sie, dass Sie keine Wetter-App brauchen, um zu wissen, ob es kalt ist. Wie fühlen Sie sich genau hier und jetzt, in diesem Moment? Ist Natur um Sie herum und wenn ja, wie genau sieht sie aus? Sind Tiere da? Beobachten Sie die Menschen. Wirken sie glücklich? Gestresst? Können Sie jemandem ein Lächeln schenken?

Spielen Sie innerlich das Spielchen »Ich sehe was, was du nicht siehst« und erkennen Sie mehr in Ihrem Leben. Sie werden auch mehr Wunderbares sehen.

Empfinden Sie Dankbarkeit

Digital Detox bedeutet, das Handy wegzulegen und die Welt so staunend zu betrachten, als sähe man sie zum ersten Mal. Ungefiltert. In absoluter Präsenz. Digital Detox zelebriert den analogen Augenblick, denn er kehrt nie wieder, es gibt ihn nur ein einziges Mal und wir können es schaffen, dass wir zu jedem einzelnen Augenblick innerlich »Ja«, mehr noch »Du bist so schön!« sagen und damit eine Erfüllung erlangen, die wir uns lange schon verwehren.

Wenn wir die Kostbarkeit des Moments erkennen, wenn wir ehrfürchtig vor der Vergänglichkeit des Lebens niederknien, empfinden wir wieder Dankbarkeit. Nichts ist selbstverständlich. Alles Schöne ist ein Geschenk. Wofür sind Sie in Ihrem Leben zutiefst dankbar? Denken Sie darüber nach. Kultivieren Sie in sich eine Haltung der Dankbarkeit – sie verwandelt Ihren Blick auf die Welt. Mit unserem Bewusstsein können wir wach, klar und dankbar im Augenblick verweilen und ihn zwar nicht festhalten, doch wir können ihn innerlich als Erinnerung abspeichern. Jeder bewusst erlebte Augenblick kann zu einer unendlich wertvollen Erinnerung – zu einem neuen neuronalen Netzwerk – werden. Wir haben die Wahl: Lassen wir unsere Lebenszeit, die ein Geschenk ist, unbewusst und unachtsam online verstreichen – oder erleben wir offline einen Zustand der vollkommenen Gegenwärtigkeit und damit des Glücks, der sich in uns als heilsame Erinnerung speichert, auf den wir durch unser Gedächtnis wieder zurückgreifen können?

Folgende Achtsamkeitsübungen helfen Ihnen dabei, Dankbarkeit tagtäglich neu einzuüben und mehr Glück zu empfinden.

Dankbarkeit kultivieren

Ändern Sie Ihre Morgenroutine und Sie werden sehen, dass sich Ihr ganzes Leben verändert: Anstatt als Erstes zum Handy zu greifen, sagen Sie innerlich Danke. Danke, dass Sie genau in diesem Moment wach sind, am Leben sind, atmen. Sagen

Sie Danke für diesen neuen Tag und beginnen Sie ihn mit der Intention, bewusst zu leben.

Ändern Sie auch Ihre Abendroutine, um den Tag in Dankbarkeit abzuschließen. Führen Sie fortan ein Tagebuch und halten Sie jeden Tag die Momente, für die Sie dankbar sind, fest. Schärfen Sie dabei den Blick auch für die allerkleinsten Dinge. So kann eine einzige Schneeflocke an einem Tag das Schönste für Sie gewesen sein und Sie glücklich gemacht haben.

Mit Digital Detox erkennen Sie diese Glücksmomente wieder. Lesen Sie Ihr Dankbarkeitstagebuch nach einer Woche nochmals durch. Wie oft taucht Ihr Handy in Ihren Glücksmomenten auf? Taucht es überhaupt auf? Am Ende ist alles ganz einfach: Folgen Sie Ihrer Glückseligkeit. Das, was Ihnen Freude bereitet, ist gut für Sie und zeigt Ihnen die richtige Richtung an.

Erlösen Sie sich selbst

Gott selbst träumt in uns, er schlummert in uns, träumt sich in uns hinein und das Verlangen unserer Seele nach einer höheren, nicht materiell greifbaren Verbundenheit ist er. Er ist es, der uns wieder zu sich ruft. Er ist es, der sich uns wieder zeigen will – in allem, was er erschaffen hat. Im kleinsten Blütenblatt, im größten Berg. Wir können uns wieder in seinen Bannkreis ziehen lassen, uns einschwingen in die Schönheit des Lebens, uns emporheben auf die höchste, göttliche Frequenz der Lebensfreude, denn Gott ist Liebe und seine Liebe dürfen wir tagtäglich in jedem einzelnen Atemzug spüren. Denn den Atem hat er uns geschenkt – und damit unser Leben. Sagen wir auch wieder Ja: Ja zu uns, Ja zu Gott, Ja zu der Herrlichkeit des Seins, Ja zu jedem einzelnen Atemzug, Ja zu jedem einzelnen Augenblick, Ja zum Hier und Jetzt, denn nur darin offenbart sich das Glück. Gott hat sich uns gewünscht, wir sind als Menschen Teil eines göttlichen Märchens und wir wissen aus einer tieferen Wahrheit heraus, dass im Märchen Wunder passieren und das Ende ein glückliches ist.

Mit Digital Detox kann sich uns Gott wieder offenbaren, sein Licht kann in unsere Seele fallen und unsere Augen öffnen sich neu. Tief in unserer Seele wissen wir, dass es kein Glück jenseits des Sich-Einschwingens in die göttliche Ordnung gibt. Digital Detox ist der Perspektivenwechsel, den wir brauchen, um wieder wesentlich und damit göttlich zu werden. Wir warten auf Erlösung, doch wir können sie uns nur selbst schenken.

Diese Achtsamkeitsübung hilft Ihnen dabei, tiefere Einsicht in das Wunder des Lebens zu erlangen und das Meisterwerk der Schöpfung mit dem Herzen zu betrachten:

Die Natur mit allen Sinnen erfahren

Gehen Sie ohne Ihr Smartphone in der Natur spazieren. Indem Sie jeden einzelnen Schritt ganz klar, wach und präsent machen, wird dieser Spaziergang zur spirituellen Praxis. Gehen Sie so aufmerksam durch die Natur wie noch nie zuvor. Schauen Sie genau hin, mehr noch: Betrachten Sie die Natur so intensiv, als sähen Sie sie zum ersten Mal. Betrachten Sie die Landschaft, als wäre sie ein wertvolles Gemälde von einem großen Künstler. Betrachten Sie jedes einzelne Blatt, als wäre es unbezahlbar. Was genau sehen Sie? Was riechen Sie? Was hören Sie? Was spüren Sie dabei? Erkennen Sie das Wunderbare in jedem Detail. Ist es nicht ein Wunder, dass sich die Blätter im Herbst verfärben? Dass die Vögel im Winter gen Süden ziehen? Werden Sie sich bewusst, dass Sie selbst Teil dieses wunderbaren Naturkreislaufs sind.

Suchen Sie sich dann eine ungestörte Stelle bei einem Baum und halten Sie inne. Berühren Sie die Baumrinde. Fühlen Sie die Rillen. Verbinden Sie sich innerlich mit diesem Baum und seiner Geschichte. Stellen Sie sich vor, wie viele Jahre er bereits hier steht – ganz still. Wie viele Menschen er beobachtet –

ganz unbewegt. Beobachten auch Sie sich – ohne Urteil. Sie sind. Das ist alles. Das ist genug. Nehmen Sie die Ruhe des Baums an. Seien Sie dafür dankbar. Werden Sie sich der Berührung Ihrer Füße mit der Erde gewahr. Stellen Sie sich vor, dass aus Ihren Füßen Wurzeln wachsen – so wie die Wurzeln des Baums. Sie sind ganz hier, ganz im Moment. Sie sind eins mit der Natur, eins mit der Welt.

Wenn Sie so weit sind, öffnen Sie wieder die Augen. Speichern Sie dieses Rückbindungserlebnis in sich selbst ab. Sie müssen es nicht online stellen, damit es andere sehen. Es gehört Ihnen, Ihnen allein, und es ist Wirklichkeit, auch wenn Sie es nicht digital teilen. Es ist Wirklichkeit, weil Sie es spüren und in Ihrem Herzen tragen.

Indem wir Gott wieder in den Dingen erkennen, erkennen wir uns selbst, unseren tiefsten Wesenskern, unsere eigene Göttlichkeit. Wer Gott sucht, wird nicht nur ihn finden – sondern auch sich selbst. Das muss uns gelingen, denn was ist die Reise unseres Lebens anderes als eine Reise zum Mittelpunkt unserer selbst? Wenn wir mit uns selbst im Einklang sind, nach unserer inneren Wahrheit leben, können unsere Herzen harmonisch mit anderen Herzen schwingen und jede liebende Begegnung wird zu einer Reise zum Mittelpunkt des anderen. In diese Tiefe vorzudringen, ist erfüllend. Sie ist überhaupt das Einzige, das wirklich erfüllt. All das ist nur durch totale Hingabe erfahrbar. Durch Hingabe an den Augenblick, absolutes Hiersein, vollkommene Präsenz.

Seien Sie ganz bei sich
Wenn wir ganz präsent sind, spüren wir Gott, denn er ist in jeder Sekunde bei uns. Schauen wir genau hin, so werden wir ergriffen davon sein, wie sehr er sich uns zeigen will: als Sonnenstrahl, der uns erwärmt. Als Wasser, das unseren Durst löscht.

Als Wind, der uns streichelt. Als ein Mensch, der uns genau in dem Moment begegnet, da wir ihn brauchen. Als Vogel, dessen Gesang uns erfreut. Als Liebe, immer wieder und einzig als Liebe, die durch alles hindurchfließt. Wir dürfen uns von diesem göttlichen Fluss der Liebe treiben lassen und darauf vertrauen, dass er uns immer tragen und dorthin spülen wird, wo Gott uns haben will. Wenn wir loslassen und erkennen, dass nicht unser Wille, sondern sein Wille geschehen soll, so wird auf einmal alles leicht. Aller Widerstand, der nur aus menschlicher Eitelkeit besteht, der rein vom Ego motiviert ist, verschwindet. Wer gegen Gottes Willen zu leben versucht, wird immer Gegenwind verspüren. Wer Gottes Plan anerkennt und ihn erfüllen will, der verspürt Wind unter seinen Flügeln. Es liegt an uns, wann wir das erkennen und entsprechend unser Leben gestalten.

Es lebt sich unendlich viel leichter mit Gott als gegen Gott. Gott, den wir nie stärker spüren als dann, wenn wir aufrichtig lieben – das Leben, die Menschen, die Welt, seine gesamte Schöpfung –, hofft auf unser Ja zu ihm. Gott sehnt sich nach unserer Liebe. Ist es so schwer, ihm einmal zu sagen, dass wir ihn lieben? Ihm zu danken? Nein, es ist ganz leicht. Wir haben nur vergessen, dass es nötig ist, so wie es in Beziehungen leider oft selbstverständlich wird, dass der Partner da ist. Nichts aber ist selbstverständlich. Es ist nicht selbstverständlich, dass uns ein anderer Mensch liebt, sondern es ist das größte Geschenk, das uns jemand machen kann. Und es ist nicht selbstverständlich, dass es uns gibt. Gott dafür zu danken und uns selbst als Wunder anzuerkennen, ist das Mindeste, das wir tun können.

Dankbarkeit verändert alles. Wenn wir Dankbarkeit als Grundhaltung kultivieren, so werden wir demütig in Anbetracht der Herrlichkeit der Dinge. Wer demütig ist, wird achtsam dem Leben gegenüber, das unendlich kostbar ist.

Werden Sie auch jetzt für wenige Augenblicke achtsam und dankbar:

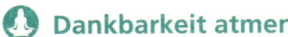

Einatmend erkennen Sie das Wunder Ihres eigenen Daseins.
Ausatmend verneigen Sie sich dankbar für Ihr Leben.

Einatmend erkennen Sie alles Gute Ihres Daseins.
Ausatmend verneigen Sie sich dankbar für Ihr Leben.

Einatmend nehmen Sie alles, was ist, als Geschenk an.
Ausatmend verneigen Sie sich dankbar für Ihr Leben.

Berühren Sie Seelen

Schon wenige Atemzüge können uns ins Hier und Jetzt zurückholen und unsere Seele beruhigen. Denn es ist die Sehnsucht unserer Seele, bis in die Tiefe des Seins vorzudringen und den eigenen Wesenskern, den unseres Gegenübers und Gottes Urgrund zu berühren. So erahnen wir das Mysterium des Lebens, binden uns an den Ursprung aller Existenz zurück und erkennen zugleich das Ziel aller Dinge, denn Gott ist Ursprung und Ziel, in ihm fallen Anfang und Ende zusammen und ergeben somit die Unendlichkeit. Wir können unser Leben, das derzeit von digitalen Oberflächen dominiert wird, transformieren und in der spirituellen Verbundenheit mit Gott eine Ruhe, einen Frieden, eine Erfüllung finden, wie wir sie auf YouTube vergeblich suchen.

Öffnen wir die Herzen wieder und laden wir Gott zu uns ein, dann erfahren wir eine Heilung von dem Mangel an wahrer Verbundenheit und Wesentlichkeit, unter dem wir derzeit leiden. Wir entdecken die Wahrheit wieder, denn wahrhaftig leben heißt, mit seiner Seele und anderen Seelen verbunden zu sein, miteinander zu schwingen, sich in der höchsten Schwingung, der göttlichen Liebe, einzupendeln und dadurch eins zu werden. So entsteht Ganzheit. Im seelischen Ineinandersein, in der spirituellen Verschmelzung erhalten wir Antwort auf die Frage, wofür wir leben: für dieses himmlische Gefühl. Dazu sind wir berufen und es wäre wünschenswert, wenn wir diesen Ruf endlich erhören würden. Einander nahe zu sein – so nahe, wie wir es nur können – ist ein uns allen innewohnender Herzenswunsch. Dieser Wahrheit des eigenen Herzens zu begegnen und nach ihr und in ihr zu leben, das ist sinnhaftes Leben. Wenn wir innerlich wahrhaftig und wesentlich werden, erlangen wir Erfüllung. In dieser Erfüllung liegt echtes Glück. Wenn wir mit unserer eigenen Seele eins sind und andere Seelen dazu einladen, sich mit uns zu verbinden, entsteht eine spirituelle Vereinigung, die unendliches Potenzial hat: die Kraft zu heilen. Einander seelisch zu begegnen heißt, sich im Traum zu begegnen und im gemeinsamen Träumen zu erwachen, um sich neu anzuschauen. So, als wären uns die Schuppen von den Augen gefallen und wir würden endlich erkennen, worum es in diesem Leben geht: die Berührung der Seelen.

Fokussieren Sie sich auf das Wesentliche

Berühren wir also das Leben wieder. Hier und jetzt. Schwingen wir uns wieder ein in den analogen Augenblick, kommen wir wieder ins Spüren, ins pure Sein. Unsere digitalen Geräte haben diesen Zustand zerstört und machen ihn unmöglich. Sie zerstreuen unseren Fokus, sie lenken uns permanent ab – und zwar von dem, was das Leben lebenswert macht. Smartphones gefährden unseren inneren Frieden, sie verringern unsere Kreativität, sie verhindern wahrhaftige Freude und tiefes Glück. Digital Detox ist die Loslösung, die wir brauchen, um ganz im analogen Augenblick zu sein und ihn in all seiner Kostbarkeit wahrzunehmen. Nur wer seine Aufmerksamkeit von seinem Handy abzieht und sie auf den analogen Augenblick lenkt, kann ganz darin eingehen und einen Seinszustand erlangen, der jenseits des rational Erfahrbaren ist.

Im Hier und Jetzt aufzugehen bedeutet, in der Essenz des Lebens zu baden, in der Ursprungsliebe zu blühen, im göttlichen Licht zu erstrahlen. Wo Smartphones sind, da ist keine absolute Präsenz möglich, denn sie implizieren Ablenkung. Allein das Wissen, dass wir digital erreicht werden können, erschwert das vollkommene Einschwingen in den Moment. Unser Unterbewusstsein ist permanent auf Empfang, damit wird Präsenz unterbunden. In dem Moment, in dem wir unsere Smartphones ganz ausschalten, liegt transformative Kraft: Wir kommen von der körperlichen Alarmbereitschaft in einen Ruhezustand. Wir erlauben dem Körper, zurück zur Homöostase zu finden, dem harmonischen Zustand der Ausgeglichenheit. Dieser sollte unser Grundzustand sein – nicht der permanente stressbedingte Überlebensmodus.

Der Boden, auf dem wir seelisch wandeln, ist Stress, nicht Ruhe. Ändern wir das hier und jetzt, denn nur im Hier und Jetzt ist Heilung, Erlösung, Erleuchtung und Präsenz möglich. Dafür aber müssen wir uns öffnen. Viele sind süchtig nach dem digitalen Stress, sie identifizieren sich mit ihm, weil er ihrem narzisstischen Ich, ihrem Ego vorgaukelt, wichtig zu sein.

Wer digitalen Stress hat, ist aber nicht wichtig.

Er ist un-wesentlich.

Mit einem neuen Bewusstsein werden wir wieder wesentlich. Es ist egal, ob uns »kein Schwein« anruft. Es ist sogar ziemlich gut. Denn die wichtigen Anrufungen finden seelisch statt und die Menschen, die wir erreichen wollen, müssen wir mit unserem Herzen erreichen. Derzeit aber rufen wir niemanden seelisch an, sondern tippen unzählige Nachrichten mit überwiegend belanglosem Inhalt. Wir sind zwar ständig erreichbar, doch unsere Herzen werden nicht berührt.

Schenken Sie sich das Leben zurück

Wir sind mit unseren Gedanken permanent irgendwo, nur nicht im analogen Augenblick: Noch schnell eine SMS, die zehn Mails, die News, Twitter, Instagram, Facebook, Netflix und Prime – das Internet zersprengt unsere Aufmerksamkeit. Internetfirmen wetteifern um unsere Aufmerksamkeit, denn sie ist die digitale Währung: Wo verweilen wir wie lange? Das

Ziel von Facebook, Amazon, Google und allen anderen Techunternehmen ist, uns so lange wie möglich am Bildschirm zu fesseln – und es gelingt ihnen hervorragend. Wenn wir einmal nicht mehr online sind, sorgen kleine Impulse – zum Beispiel eine Push-Benachrichtigung – dafür, dass wir unser Smartphon doch wieder in die Hand nehmen. Es sind kleine Mechanismen mit enormer Wirkung. Wir sind nicht nur gebannt vom Bildschirm, sondern gefangen darin und wir lassen zu, dass sich unsere Seele nicht nur individuell, sondern sogar im Kollektiv verändert.

Wir müssen uns diese traurige Tatsache immer wieder vor Augen führen: Die Digitalisierung verändert unsere Seele. Unsere Gesellschaft gründet inzwischen zusehends auf dem Internet. Immer mehr wird das Digitale statt des Realen zu unserem Fundament und die virtuelle Existenz wird vielen wichtiger als das echte Sein. Es ist eine Lebenswirklichkeit – eine traurige –, dass wir unser Leben vor digitalen Bildschirmen verbringen. Dass wir hineintauchen in die virtuelle Anonymität, die die Unpersönlichkeit der Großstädte bei Weitem übersteigt. Wo ist unsere Heimat? Denn nach Heimat sehnt sich jeder Mensch. Wir brauchen eine neue Verwurzelung: in uns selbst, in anderen und vor allem in Gott. Wer auf einen spirituellen Grund baut, den kann nichts erschüttern. Digitaler Boden hingegen stürzt beim ersten Netzloch ein. Lernen wir, den echten Boden unter unseren Füßen wieder zu spüren und unsere Aufmerksamkeit auf den analogen Augenblick zu lenken. Darin liegt Heilung. Denn wenn wir unsere Aufmerksamkeit von unseren Smartphones abziehen, entziehen wir auch dem Stress den Nährboden. Energie folgt der Aufmerksamkeit. Stress kostet enorm viel Energie. Smartphones sind Energievampire – lassen wir uns nicht länger aussaugen. Muten wir unserer Seele diese enorme Belastung nicht länger zu. Indem wir uns gewahr werden – endlich gewahr werden –, dass Handys uns unseres Lebens berauben, das einzig und allein im gegenwärtigen Moment stattfindet, können wir einen dringend notwendigen Bewusstseinssprung machen.

Wir können alte, seit Beginn der Digitalisierung manifestierte Glaubenssätze überwinden und dadurch ein neues Bewusstsein erlangen, das uns befreit, das uns zum echten, sinnhaften Leben zurückführt:

Nein, ein klingelndes Telefon ist kein Anzeichen von Wichtigkeit.

Nein, viele Follower sind kein Anzeichen von Bedeutsamkeit.

Nein, tausend ungelesene E-Mails sind kein Zeichen von Unverzichtbarkeit.

Digital Detox ist das neue, heilsame Bewusstsein, das die krank machende Wahrheit hinter den alten Glaubenssätzen entlarvt. Denn:

Nein, man braucht keine Angst zu haben, etwas zu verpassen, wenn man nicht online ist. Diese kollektive Angst ist unter dem Schlagwort »FOMO« – »fear of missing out« – bekannt. Digital Detox macht unmissverständlich klar:

Angst davor, etwas zu verpassen, muss man nur haben, wenn man online ist.

Denn was verpasst man, während man stundenlang online ist?

Das echte Leben.

Die wahren Begegnungen.

Die tiefen Berührungen.

So ist »Hier und Jetzt« ein Hauptmantra von Digital Detox. Hier und jetzt können wir umkehren zu der Einsicht, dass wir schon viel zu lang viel zu viele wertvolle Stunden unseres Lebens sinnlos online verschenkt haben. Wenn wir sterben, werden wir uns dann an die vielen schönen Stunden auf Instagram erinnern? Oder werden wir die verlorenen Stunden betrauern, die wir mit Augenblicken echter Verbundenheit hätten füllen können?

Wir müssen uns das bewusst machen: Wir verpassen unser Leben vor Bildschirmen. Es findet ausschließlich im Hier und Jetzt statt, da draußen, in der echten Welt und da drinnen: in Ihrem Innersten. Ihrem Herzen. Ihrer Seele.

Widmen Sie sich selbst mehr Zeit

Mit Digital Detox schenken Sie sich Ihr Leben zurück; all die kleinen Momente, die aneinandergereiht ein ganzes Leben ergeben, gehören wieder ganz Ihnen: das Lachen Ihres Kindes, der Blick Ihres Partners, der Händedruck Ihrer Mutter, die Rose im Garten, der Vogel im Wald. Seien Sie in jedem dieser Momente vollkommen präsent, hundertprozentig bei der Sache. Ohne digitale Ablenkung durchschreiten Sie das Tor zu einer neuen Daseinsdimension. Wenn wir das erkannt haben, können wir umkehren. Wir können unser Gehirn von den digitalen Stresshormonen befreien und stattdessen in einer heilsamen Umgebung neue neuronale Schaltkreise entwickeln, die uns wohltun.

Um uns in das ursprüngliche Glück, für das uns Gott erschaffen hat, wieder einzuschwingen, brauchen wir Energie. Derzeit haben wir nur einen Bruchteil der uns eigentlich zur Verfügung stehenden Energie, weil wir viele Stunden täglich online sind. Stellen Sie sich einfach den Unterschied vor: Wenn Sie diese Stunden auf sich selbst verwenden, wie viel Energie hätten Sie auf einmal?! Stellen Sie sich vor, Sie müssen sich nicht mehr über Mails, Kommentare, Nachrichten ärgern. Stellen Sie sich vor, es gibt keinen einzigen Einfluss von außen, der Sie aus der inneren Balance bringt. Wie viel Energie sich in Ihrem inneren Raum sammeln kann, wie harmonisch Sie auf einmal schwingen – ohne Störfrequenzen, ohne Lärm.

Mit dieser Achtsamkeitsübung gewinnen Sie neue Lebensenergie, indem Sie Ihre Aufmerksamkeit von Ihrem Handy abziehen und wieder auf sich selbst und Ihre Herzensprojekte lenken:

⚜ Herzensprojekte realisieren

Stellen Sie sich den schönsten Tag Ihres Lebens vor! Fangen Sie an zu träumen, alles ist erlaubt. Wie viel davon wären Sie online?

Und nun stellen Sie sich vor, Sie hätten noch ein Jahr zu leben. Was würden Sie tun? Welches Herzensprojekt würden Sie realisieren wollen?

Diese Übung hilft Ihnen, sich auf das Wesentliche zu fokussieren. Auf das, was Ihre Energie wirklich verdient hat – denn es gibt Ihnen Energie zurück. Folgen Sie dabei einfach Ihrem guten Gefühl. Sie spüren selbst, was Sie beschwingt und was nicht.

Führen Sie nun all die Tätigkeiten, die Sie glücklich machen, ganz gegenwärtig und ohne Ablenkung aus. Versenken Sie sich darin, sodass Sie die Zeit um sich herum vergessen: Dann sind Sie im Flow.

Überwinden Sie Traumata

Wahrscheinlich spüren Sie bereits den Unterschied zwischen Ihrem neuen Leben in Präsenz und Ihrem alten Leben in Ungegenwärtigkeit. Wenn Sie ganz in das Gefühl der Gegenwärtigkeit eintauchen, wenn Sie sich über alle Ablenkungen erheben, passiert etwas ganz Besonderes: Sie befreien sich. Sie befreien sich von viel altem Schmerz, der in Ihrem Handy gebunden ist und der Sie ständig in die Vergangenheit zurückzieht. Denn Sie haben mit Ihrem Smartphone eine hochgradig emotionale und auch energetische Verbindung. Sie haben mit Ihrem Handy viele Erfahrungen gemacht und, wenn es Ihnen so geht wie den meisten Menschen, es waren auch sehr viele schmerzliche dabei. Zum Beispiel wenn Sie jemand mit einer Nachricht verletzt, gar verlassen hat; wenn Sie so gestresst waren von all den Mails, dass Sie nur noch den Druck verspürt haben, nicht mehr hinterherzukommen; wenn Sie die Profile von anderen gecheckt und Neid verspürt haben, weil die anderen vermeintlich schöner, reicher und beliebter sind. Ihr Gehirn speichert diese negativen Erfahrungen als Emotion ab. Wenn Ihr Gehirn nun aber Ihr Smartphone mit negativer Emotion assoziiert und Sie sich täglich stundenlang mit dieser Emotion verbinden, so tun Sie sich selbst etwas an. Im Smartphone bündeln sich diese negativen Erfahrungen genauso wie die kurzzeitigen Glücksgefühle der like-bedingten »Dopaminshots«. Das kleine Gerät stürzt uns gewissermaßen in einen permanenten Ambivalenzkonflikt zwischen erhofftem Glück und gefürchtetem Unglück, der uns zu zerreißen droht. Es ist Zufall wie beim Roulette: Wenn wir das Smartphone in die Hand nehmen, wissen wir nicht, ob uns etwas kurzzeitig gute Gefühle macht – oder aber verletzt. Diese neuronal abgespeicherte Negativität vergiftet uns. Sie ist wie ein steter Tropfen, der langsam, aber sicher das Glück aus unseren Seelen vertreibt. Machen wir uns dies klar, werden wir erkennen, wie notwendig es ist, uns wieder mit dem analogen Augenblick zu verbinden.

Lassen Sie diese Selbstverletzungen und negativen Einflüsse fortan durch Ihr neues, auf Selbstliebe, Selbstfürsorge und Selbstbestimmtheit ausgerichtetes Bewusstsein hinter sich. Mit Digital Detox können Sie sich selbst davor schützen. Bitte tun Sie das. Wer Auto fährt, schnallt sich an. Digital Detox ist der notwendige Sicherheitsgurt für alle, die online sind.

Digital Detox ist der Königsweg zur Heilung digitaler Wunden: Er beginnt mit einem neuen Bewusstsein.

Wer *nicht* im Hier und Jetzt, im gegenwärtigen Moment verweilt, sondern stundenlang online ist, der erfährt schnell Leid. Das Internet macht Gedankenstille unmöglich, im Gegenteil: Es sorgt dafür, dass unsere Sinne überreizen und sich unsere Gedanken überschlagen. Es ist das Gegenteil von all dem, was uns alte spirituelle Lehren zu vermitteln versuchen. Das Internet ist kein Zen-Garten, sondern ein wild wuchernder Dschungel, den wir zusehends zur Müllhalde machen. Wer exzessiv online ist, findet geistig keinen Frieden. Wie sollte er auch? Laute, grelle, aufmerksamkeitsheischende Reize versetzen uns in emotional erregte Zustände, die uns schaden und uns süchtig machen und die das harmonische Schwingen unseres Gehirns unterbinden.

Wir schenken dem, was uns schadet, was uns unglücklich macht, so viel Energie, dass wir keine Energie mehr für uns selbst und unser Glück haben. Das ist die Tragik unserer Zeit.

Machen Sie negative Auswirkungen rückgängig

Das Internet hat bereits viel zu viele Spuren in unserem Gehirn, unserem Herzen und unserer Seele hinterlassen. Mit Digital Detox ändern wir das. Indem wir die Energie vom Smartphone abziehen, schenken wir sie uns wieder selbst. Zeit ohne Handy ist Zeit für uns selbst. Wenn wir unserem eigenen Wohlgefühl genauso viel Aufmerksamkeit schenken würden wie unseren Smartphones, wie viel wäre bereits geschafft! Indem wir einen neuen Fokus setzen, weg vom Handy, hin zu uns selbst und anderen, hin zu Gott und der Welt, konditionieren wir auch unser Gehirn um: Wir überwinden die alten, destruktiven Schwingungen, die uns Schmerzen zugefügt haben, und verbinden uns neu mit einer höheren, heilsamen Energie, die wir mit anderen und der Natur teilen. In diesem gegenseitigen energetischen neuronalen Einschwingen liegt Heilung. Wir schöpfen das Vernetzungspotenzial unseres Gehirns aus, fühlen uns wahrhaftig miteinander verbunden und dürfen das erleben, was als »Erleuchtung« gilt: vollkommene Einheit.

Mit Digital Detox überwinden wir also Traumata: Uns ist nicht bewusst, dass viele an ihren digital vernetzten Geräten traumatische Erfahrungen gemacht haben, die sich tief in das Gedächtnis einschreiben. Emotionale Schockerlebnisse hinterlassen neuronale Spuren, und wer einmal einen Schock am Handy hatte, wird sein Mobiltelefon zumindest unterbewusst mit diesem Schmerz assoziieren und jedes Mal, wenn er zum Smartphone greift, wird dieser Schmerz der Vergangenheit stimuliert.

Ein Leben im gegenwärtigen Moment ist so aber unmöglich, denn die alten Emotionen der Vergangenheit halten uns zurück. Nehmen wir ein Beispiel:

Lisa und Alex haben sich getrennt. Für Alex ist die Trennung eine emotionale Katastrophe. Er trauert. Als er nur kurze Zeit später auf Facebook ein Foto von Lisa mit ihrem neuen Freund sieht, stürzt für ihn noch einmal die Welt zusammen, er ist seelisch verletzt.

Alex wird dieses Gefühl des Schmerzes fortan mit Facebook assoziieren. In seinem Gehirn hat sich eine neuronale Verknüpfung gebildet. Wann auch immer er Facebook öffnet, es wird ihn eine lange Zeit nicht loslassen. Er kann die Erinnerung nicht durch seinen Willen unterdrücken, der alte Schmerz bindet ihn an die Vergangenheit.

Ein anderes Beispiel:

Tom hat einen neuen Job als Unternehmensberater. Er ist Berufsanfänger und spürt enormen Druck, sich zu beweisen, und macht viele Überstunden. Eines Morgens öffnet er sein Postfach und hat eine E-Mail seines Chefs, der ihn zu sich zitiert. Im Gespräch wird Tom für einen Fehler schwer kritisiert. In Toms Gehirn hat sich nun die Verknüpfung »E-Mail = Angst« gebildet. Jeden Morgen wird er vor dem Öffnen seines Postfachs Angst verspüren. Diese Angst kann sich so sehr ausweiten, dass er nicht mehr gut schläft.

Das sind digitale Traumata – fast jeder kennt sie, fast jeder leidet daran.
Und ein drittes Beispiel:

Ellen ist zwölf und unsicher. In ihrer Klasse ist ein Mädchen, das sie viel hübscher und beliebter findet als sich selbst. Ellen sehnt sich nach Anerkennung. Eines Abends postet sie ein Selfie mit einem Filter, das ihre Gesichtsformen verändert. Das Mädchen aus der Klasse schreibt darunter: »Nice. Kannst du den Filter auch in der Schule benutzen?;)« Ellen ist tief getroffen und findet sich fortan noch unattraktiver. Sie würde gern so aussehen wie auf dem Bild mit dem Filter. Sie assoziiert fortan Instagram mit Minderwertigkeit. Auch sie trägt dieses Gefühl in ihr gesamtes Leben hinein und empfindet einen enorm hohen Leidensdruck, weil sie denkt, nicht schön genug zu sein.

Verändern Sie sich – zum Positiven

Vergessen Sie nicht: Alles, was wir tun und erleben, hinterlässt Spuren in unserem Gehirn! *Panta rhei*, so formulierte es der griechische Philosoph Heraklit: Alles fließt, Sie sind jetzt nicht mehr genau derselbe Mensch, der Sie noch eben zuvor waren. Auch nachdem Sie online waren, sind Sie nicht mehr der- oder dieselbe. Darum ist es wichtig, die digital bedingten Veränderungen in unserem Gehirn bewusst zu steuern, damit es gute Erfahrungen und keine schlechten sind. Denn aufgrund von neuronalen Verbindungen, die altes Leid und alte Ängste stimulieren, haften wir der schmerzhaften Vergangenheit an. Unsere Smartphones triggern dieses alte Trauma – trotzdem setzen wir uns ihm permanent aus. Wir müssen diesen Schmerz überwinden, uns vom Smartphone abwenden, um neue, heilsame neuronale Verbindungen zu schaffen, die uns wohltun. Wer sein Smartphone in der Hand hat, damit seinen Geist ablenkt und zugleich alten Schmerz hervorruft, der kann nicht gegenwärtig sein. Aber nur wenn wir gegenwärtig sind, sind wir wesentlich, und nur wenn wir wesentlich sind, erfahren wir die heilsame Ganzheit, nach der wir uns sehnen.

Nehmen Sie sich jetzt kurz Zeit für diese Achtsamkeitsübung, bei der Sie sich bewusst machen, wie viele negative Erinnerungen in Ihrem Smartphone gespeichert sind und wie Sie es von schlechter Energie reinigen.

⚓ Energetischer Reset für das Smartphone

Von Zeit zu Zeit hilft es, das Smartphone energetisch zu resetten. Befreien Sie es von allem, was Ihnen nicht guttut, von allem, was Sie an eine negative Erfahrung erinnert.

Gehen Sie Ihre Kontakte durch und löschen Sie die Nummern von Menschen, mit denen Sie keinen Kontakt mehr haben wollen. Wenn Sie von jemandem belästigt werden, blockieren Sie seine Nummer. So können Sie aufatmen, weil Sie wissen, dass Sie keine Nachricht mehr erreichen kann.

Entfolgen Sie auf Social Media Profile, die Sie nicht glücklich machen. Auch hier gilt: Sie können User blockieren, die Sie belästigen.

Löschen Sie Mails und Nachrichten, die Ihnen nicht guttun oder die Sie traurig an die Vergangenheit erinnern (zum Beispiel einen Chat mit einem Expartner).

Löschen Sie Fotos und Videos, die Sie traurig machen.

Lassen Sie los, was Sie nicht glücklich macht.

Schalten Sie jetzt ganz bewusst Ihr Handy aus und reinigen Sie es auch im eigentlichen Sinn: Sprühen Sie es mit Desinfektionsspray ein und wischen Sie es gründlich ab. Gönnen Sie sich auch eine neue Handyhülle. Lassen Sie es für kurze Zeit ruhen und spüren Sie nach. Wenn Sie es wieder einschalten, stellen Sie sich vor, dass Ihr Handy neue, positive Energie geladen hat und frei von altem emotionalem Ballast ist. Achten Sie zukünftig bewusst darauf, es nur mit guter Energie zu füllen.

Verlieben Sie sich in die Welt

Digital Detox ist so viel mehr als nur das Ausschalten unserer Mobiltelefone. Es wird zur spirituellen Praxis, wenn wir im Moment des Ausschaltens einen energetischen Wandel vollziehen, unsere Energie von allem alten Ballast abziehen, sie uns selbst zuwenden und damit die eigene Schwingung erhöhen. Wir bringen uns selbst zum Leuchten, wenn wir uns nach innen wenden und alles ausblenden, was uns Schmerzen zufügen kann. Alles, was wir brauchen, ist in uns selbst angelegt, und wir können aus dieser tiefen Selbstbegegnung auch der Welt neu – gegenwärtig – begegnen.

Mit Digital Detox werden die einfachsten Dinge wieder zu Wundern. Digital Detox ist Transformation, die etwas so Alltägliches wie einen Spaziergang zum spirituellen Einheitserlebnis werden lässt. Denn man kann digital unachtsam spazieren gehen: telefonieren, Musik hören, Mails checken und dabei die Herrlichkeit der Schöpfung übersehen. Oder man kann digital achtsam durch die Welt gehen: das Rauschen der Blätter im Wind hören. Den Duft des Waldes riechen. Spuren von Tieren entdecken. Man kann den eigenen Lebensfaden aufgreifen und sich selbst einweben in das kosmische Geflecht allen Seins. Kann sich mit jedem Atemzug mit der Weltseele verbinden, ja sich hineinatmen in Gott, der nur darauf wartet, unsere Liebe aufzusaugen.

Das ist Digital Detox: die Seele vom digitalen Gift befreien, die alten, schmerzhaften neuronalen Verknüpfungen überwinden und sich voll und ganz dem analogen Augenblick hingeben, darin aufgehen und erkennen, was Gott für uns erträumt hat – das Paradies auf Erden.

Schöpfen Sie jeden Moment voll aus

Präsent zu sein bedeutet, die eigene Schwingung zu erhöhen und somit das anzuziehen, das ebenfalls auf einer hohen energetischen Frequenz schwingt. Indem Sie präsent werden, intensivieren Sie Ihre Ausstrahlung; Sie beginnen, von innen heraus zu leuchten, und können Ihr neu gewonnenes Strahlen auf andere ausdehnen. Sie können zum Botschafter des Lichts werden und andere an Ihrer Präsenz teilhaben lassen. Sie verbinden sich automatisch mit Menschen, deren Bewusstsein ebenfalls erwacht ist. So entsteht eine größere spirituelle Verbindung, ein wahrhaft neues – erwachtes – kollektives Bewusstsein, das sich für ein Leben in absoluter Präsenz entscheidet und es nicht länger in medialer Umnachtung vergeuden will.

Wer im Leben präsent wird, beginnt neu zu leben. Alles wird intensiver: Farben, Gerüche, Gefühle. Die emotionale Steigerung, die wir im Internet suchen – das Feuerwerk an Eindrücken, die tausend Farbfilter, die Likes –, können wir auf eine zutiefst befriedigende Weise im echten Leben finden. Die Welt offenbart sich uns, wenn wir präsent werden, und in dieser Offenbarung liegt tiefe Einsicht, Heilung und Frieden. Das Verborgene will sich uns zeigen und mit einem neuen Bewusstsein kann und wird es sich uns nur zu gern mitteilen: In allem, was lebt, ist eine Seele, und sie wartet darauf, dass wir uns mit ihr verbinden.

Wir können uns buchstäblich in die Welt neu verlieben: Bei zwei Menschen, die sich zueinander hingezogen fühlen, entflammen die zuständigen neuronalen Netzwerke synchron. Diesen neuronalen Synchronzustand können wir durch eine liebende, weltbejahende Grundhaltung aufrechterhalten. Wer verliebt ist, schwebt auf Wolke sieben. Wer die Welt liebt, wer Gott liebt und sich Gottes Liebe gewiss ist, dessen Gehirn erleuchtet buchstäblich und der spürt den Himmel auf Erden.

Eine absolute Präsenz im analogen Augenblick ermöglicht uns ein Leben in Fülle. Wir können den Reichtum, den Gott uns geschenkt hat, voll ausschöpfen: den unendlichen Sternenhimmel bewundern, uns im ewig weiten Ozean treiben lassen, die höchsten Berge erklimmen und all die paradiesisch schmeckenden Früchte genießen.

Seien Sie präsent, auch wenn Sie online sind

Wir können aber auch online präsent sein. Wer den analogen Augenblick ehrt, der kann mühelos hinübergleiten in eine bewusste, gezielte und seelisch gewinnbringende virtuelle Zeitspanne. Digital Detox ist keine absolute Abstinenz, sondern eine achtsame Grundhaltung. Wer bewusst online ist, der erzeugt auch im Internet eine neue, gesunde Präsenz, und hierfür können wir uns bewusst entscheiden. Es ist nicht schlimm, online zu sein, wenn man sonst nichts anderes macht und zudem weiß, was man tut. Mit einem neuen, achtsamen Bewusstsein können wir auch im Internet wesentlich werden und den Grundgedanken der digitalen Allverbundenheit – »everything is connected« – tatsächlich leben. Dabei gilt: Verlieren Sie nie Ihren meditativen Fokus, seien Sie fortan »omline« und nicht online.

Ganz im Hier und Jetzt zu sein setzt den Fokus auf die gegenwärtige Handlung voraus. Auch eine Tätigkeit, die wir online ausführen, verdient unsere volle Aufmerksamkeit. Das aber haben wir noch nicht verstanden. Anstatt uns auf eine Handlung zu konzentrieren, frönen wir dem Multitasking, dem gleichzeitigen Verrichten mehrerer Tätigkeiten. Es ist wissenschaftlich bewiesen, dass die Qualität der Arbeitsergebnisse durch Multitasking schlechter ist als bei konzentrierter Hinwendung an eine Aufgabe nach der anderen. Sogar der Intelligenzquotient sinkt und es macht nachweislich unglücklich, denn laut Glücksforschung braucht man mindestens 15 Minuten, um in einen Zustand der Tiefenkonzentration zu kommen, bei dem man die Zeit vergisst und im sogenannten Flow ist. Smartphones aber reißen uns permanent aus diesem glückseligen Flow-Zustand heraus. Kein Wunder, denn das durch Handys befeuerte Multitasking ist die schlimmste Form der energetischen Zersprengung. Nicht nur, dass unsere Aufmerksamkeit in unser Smartphone fließt, sondern sie splittert sich dort auch noch kaleidoskopartig auf: Mails, Chats, Videos, Eilmeldungen, Push-Nachrichten – die Liste an Zerstreuungen ist lang und gefährlich. Wie oft mussten Sie schon Ihre Lieblingsserie zurückspulen, weil Sie doch nicht ganz mitbekommen haben, worum es geht? Wer abends Netflix streamt und nebenbei am Smartphone chattet und am Tablet shoppt, der bekommt nichts wirklich mit und ist das Gegenteil von präsent. Seine Energie fließt von ihm weg und er schwingt sich ein auf eine niedere Bewusstseinsfrequenz.

Indem wir mit Digital Detox wieder ganz gegenwärtig werden, können wir das ändern, die digitale Zeit wieder zu einer gewonnenen anstatt verlorenen machen. Werden wir uns gewahr: Wir tauschen mit jeder virtuellen Aktivität Energie aus und es liegt an uns, ob das gute oder schlechte Energie ist. Wir müssen uns bewusst machen, dass jede noch so kleine Handlung einen enormen Effekt, eine schwerwiegende Kettenreaktion auslösen kann. Die Mathematik nennt dies Chaostheorie. So wie wir uns die Frage stellen müssen, ob der Flügelschlag eines Schmetterlings einen Tornado auslösen kann – der sogenannte Schmetterlingseffekt –, müssen wir uns genauso die Frage stellen: Kann ein Klick eine Erschütterung des Herzens initiieren?

Lösen Sie Liebe aus

Der Schmetterlingseffekt wurde für die Erklärung von nicht linearen Phänomenen wie dem Wetter herangezogen. Das Internet ist ein exemplarisches nicht lineares Phänomen. Es ist von seiner Grundstruktur hochkomplex vernetzt und gezeichnet von einer Dynamik, die der Linearität diametral entgegensteht. Im Internet können wir tagtäglich Schmetterlingseffekte beobachten, und doch erkennen wir noch nicht die Langzeitgefahr. Nehmen wir nochmals die zwölfjährige Ellen als Beispiel. Der Kommentar ihrer Mitschülerin hat bei ihr eine seelische Wunde hinterlassen. Sie fühlt sich fortan minderwertig und ist in einem neuen, negativen Existenzgefühl gefangen, das sie dauerhaft krank machen kann: Sie hat eine erhöhte Gefahr, an einer Depression, Angst- oder Essstörung zu erkranken. Das hat Auswirkungen auf ihr gesamtes Leben, ihre Beziehungen, ihre Karriere. Es kann sein, dass Ellen ohne diesen Kommentar ein gänzlich anderes Leben hätte.

Also ja, ein einziger Klick kann eine seelische Erschütterung mit enormen Langzeitschäden auslösen. Mehr noch: Der Tornado kommt erst noch. Nämlich dann, wenn wir sehen, welche seelischen Schäden die nachkommenden Generationen aufweisen, die ihr Leben dem Smartphone verschrieben haben.

Im Umkehrschluss aber gilt: Ein einzelner Klick kann auch etwas Gutes bewirken. Eine einzelne Geste, und ist sie noch so klein und unscheinbar, kann einer anderen Seele die Welt bedeuten – und sie für immer verändern. Wir können einander auch Trost, Liebe, Hoffnung und Zuversicht schenken. Wir können im Internet Gemeinschaften der Nächstenliebe erschaffen. Wenn wir uns auch des seelischen Energieflusses gewahr werden, der durch die Bits und Bytes hindurchfließt, so können wir viel achtsamer damit werden und das diffuse, gestörte, laute digitale Rauschen in ein harmonisches, liebevolles, zuhörendes Strömen verwandeln. Wir können innehalten und durchatmen, bevor wir online impulsiv handeln. Wir können einen rettenden Zwischenschritt einbauen, bevor wir klicken und kommentieren. Wir können uns die ganz simple Frage stellen: Was tue ich? Und wir können diese Frage ausweiten: Tue ich damit jemandem – mir selbst oder einem anderen Menschen – etwas Gutes?

Die Heilung, die die digitale Gesellschaft braucht, beginnt genau mit dieser Frage. Helfe ich mir selbst und anderen mit meiner virtuellen Handlung? Leiste ich einen positiven Beitrag? Schenke ich jemandem gute Energie? Wir haben die Wahl: Wir können uns immer bewusst für das Gute, und sei es in Form einer noch so kleinen Handlung, entscheiden.

Mit folgender Achtsamkeitsübung können Sie diese liebevolle Güte online trainieren.

 Glück steckt an

Stellen Sie sich den Menschen, mit dem Sie digital in Kontakt treten, glücklich vor. Wünschen Sie ihm Glück. Stellen Sie sich vor, dass Sie ihn durch Ihren Kontakt noch glücklicher machen. Spüren Sie in sich selbst, was diese Vorstellung mit Ihnen macht – macht sie Sie selbst glücklicher? Erlauben Sie sich, sich selbst als glücklichste Version Ihrer selbst zu imaginieren. Glück steckt an – auch digital!

Tauschen Sie gute Energie aus

Wir müssen zudem auf uns selbst aufpassen. Digital Detox ist ein liebevoller Akt der Selbstfürsorge. Indem wir uns den virtuellen Energiefluss vorstellen, wird uns auch bewusst, wie viel Energie wir hergeben. Wir sollten gut abwägen, wem wir unsere Energie schenken, und gut aufpassen, wer von unserer Energie nimmt. Wenn wir unachtsam online sind, sind unsere energetischen Schleusen offen und jeder, der will, kann uns »anzapfen«. Wer zum Beispiel ein offenes Profil in den sozialen Medien hat, lässt jeden teilhaben an Momenten des privaten Lebens, die mit Energie verbunden sind. Mit Digital Detox lernen wir, unsere Energieschleusen gezielt zu schließen, wenn wir Schutz brauchen, und sie gezielt zu öffnen, wenn wir es wollen. So schützen wir unsere Seele vor energetischer Ausbeutung und sorgen dafür, dass wir das, was wir geben, auf andere Weise wie von selbst wiederbekommen. Wir entziehen uns dem digitalen Hass und widmen uns rein der Liebe, die es natürlich auch im Internet gibt. Digital Detox ermöglicht ein neues Bewusstsein und eine neue digitale Präsenz wie folgt:

Wer eine E-Mail schreibt, schreibt eine E-Mail, schreibt eine E-Mail.

Er tut sonst nichts, sondern widmet sich ausschließlich dieser Tätigkeit.

Er ist sich gewahr, dass seine Gedanken Energie sind und diese E-Mail die Energie seiner Gedanken annehmen wird.

Er ist sich gewahr, dass der Empfänger diese Energie in dem Moment, da er die E-Mail liest, spürt.

Er ist sich gewahr, dass diese Energie beim Empfänger eine Resonanz erzeugen wird.

Er ist sich gewahr, dass diese Resonanz Gleichklang oder Dissonanz erzeugen kann.

Er ist sich gewahr, dass Gleichklang zu heilsamer spiritueller Verbundenheit führt und Dissonanz unvorhersehbare negative Folgen haben kann.

Durch dieses Bewusstsein erkennen wir den Zusammenhang von allem und jedem. Wir erkennen, dass die Digitalisierung Effekte enorm beschleunigt. Wir erkennen, dass unsere Handlungen Folgen haben und auch Folgeschäden mit sich ziehen können. Wir erkennen, dass wir immer die Wahl haben: zwischen Liebe und Hass. Zwischen Versöhnung und Abspaltung. Zwischen Verbundenheit und Trennung. Ob per SMS, E-Mail oder Video, wir schicken einander Gedanken und es liegt an uns, von welcher Qualität diese Gedanken sind.

Gedanken sind Energie. Die höchste Energie ist die Liebe. Indem wir liebevolle Gedanken verschicken, initiieren wir eine höhere energetische Frequenz, auf die sich unser Gegenüber einschwingen kann. Wir können das Internet buchstäblich mit Liebe aufladen – durch die Energie unserer wohlwollenden Gedanken. Dabei ist auch hier wichtig, diese Gedanken voll und ganz präsent zu formulieren. Jeder Augenblick hat das Potenzial, magisch zu sein, wenn wir ihn mit all unseren Sinnen, mit offenem Herzen, weiter Seele und klarem Geist wahrnehmen und uns gewahr sind, dass wir uns genau in diesem Augenblick mit einer anderen Seele verbinden können.

Schreiben Sie eine Geschichte der Liebe

Wir können so eine neue Geschichte schreiben, eine Geschichte der Liebe anstatt des Hasses, der Heilung anstatt des Leids. Vernetzung ist ein allumfassendes Lebensprinzip: Das ökologische, das neuronale und das virtuelle Netz ähneln sich von ihrer Grundstruktur. So wie Tiere im Wald Spuren hinterlassen, so wie Erfahrungen in unserem Gehirn Spuren hinterlassen, so hinterlassen wir auch im Internet Spuren – es liegt an uns zu entscheiden, von welcher Qualität diese Spuren sind. Wie wollen wir uns einweben in dieses große weltweite Geflecht? Wir können uns hineinschreiben in diese neue Erzählung, an der wir alle teilhaben, und einen Beitrag dazu leisten, dass es eine Geschichte mit glücklichem Ende ist. Das Internet ist ein kollektiver Erzählraum und mit jedem Post, jeder E-Mail, jeder Nachricht schreiben wir eine kleine Geschichte innerhalb der großen Erzählung, die wir da nennen können: Mythos. Wenn wir uns mit unseren Gedanken einweben in den digitalen Lebensfaden, so binden wir uns zurück an das alte Raunen der Zeit und noch einmal begegnet uns das Bild des Mutterarchetypus, denn eines ist diese zeitgenössische Erzählung gewiss: ein unübersichtliches, verwirrendes Labyrinth, weswegen wir niemals den rettenden Faden verlieren dürfen. Ja, wir erzählen uns in das Internet hinein und, anstatt wie Höhlenmenschen vorm Lagerfeuer zu sitzen, sammeln wir uns um das Lagerfeuer der Moderne: die leuchtenden Bildschirme. Wir können entscheiden, ob die Geschichten, die wir virtuell erzählen, auch unser Herz erwärmen – denn das blaue Licht der Bildschirme ist, im Gegenzug zu echten Flammen, ein kaltes. Wir können lernen, einander Geschichten zu erzählen, die unser Gehirn empathisch mitschwingen lassen, wir können gemeinsam – interaktiv – erzählen und uns damit zurückbinden an den Ursprung von allem: an das Wort, das am Anfang war.

Wählen wir also die Worte, die wir in dieses schier unendliche Textgewebe hineingeben, weise und seien wir uns bewusst, was sie bewirken können. Sie können heilen oder zerstören, Liebe oder Hass, Glück oder Unglück erzeugen. Im Zustand des »omline« praktizieren wir eines der wichtigsten Mantras aus dem Yoga. Es lautet »Lokah Samastah Sukhino Bhavantu« und bedeutet »Mögen alle Menschen, Tiere und Lebewesen glücklich und frei sein. Mögen alle meine Worte, Taten und Gedanken zu diesem Glück und zu dieser Freiheit beitragen.« Wir können zu diesem Glück aller Menschen, Tiere und Lebewesen auch beitragen, wenn wir online sind. Das Mantra ist ein Segen und wir können einander auch mit unseren virtuellen Worten, Taten und Gedanken segnen.

Im großen Zusammenhang aller Dinge spielt jeder noch so kleine Gedanke eine Rolle. Wenn wir uns darüber klar werden, erkennen wir unseren ureigenen Beitrag in der Welt und die damit einhergehende Verantwortung.

Erheben wir unsere Frequenzen.

Schwingen wir uns neu aufeinander ein.

Schreiben wir gemeinsam eine neue, schöne, heilsame Geschichte. Eine wahrliche Heldengeschichte.

Betrachten wir die Welt staunend und in Ehrfurcht vor ihren Wundern.

Nehmen wir das Leben als das an, was es ist: ein Geschenk.

Seien wir in jedem Augenblick präsent.

Verbinden wir uns miteinander.

Spüren wir das Leben.

Denn dafür wurden wir erschaffen: für die gegenseitige, ewige Berührung unserer Seelen.

Für wahre spirituelle Verbundenheit.

Zusammengefasst: Jeder Augenblick ist einmalig. Er kehrt niemals wieder. Er ist ein Geschenk. Je bewusster Sie jeden einzelnen Moment erleben, desto bewusster leben Sie. Legen Sie also Ihr Smartphone beiseite und gehen Sie ganz darin auf. Genießen Sie ihn für sich selbst oder teilen Sie ihn mit den Menschen, die Sie lieben. So verpassen Sie nichts, sondern schöpfen Ihr Leben vollkommen aus.

Epilog: Erfüllung

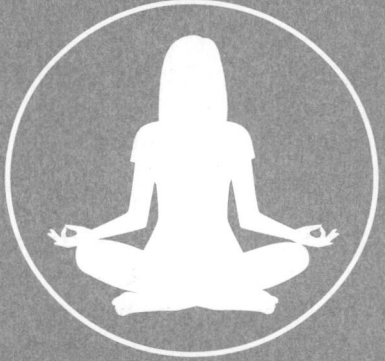

»Erfüllen Sie Ihr Schicksal, indem Sie das Leben leben, für das Sie geboren wurden.«

Warum sich alles fügen wird
und wie wir wahres Glück empfinden

Jahre später wurde der Alien wieder ausgesandt, um das Weltall zu erkunden. Er flog lange und weit. Schließlich kam er wieder an der Erde vorbei.

Sein Raumschiff senkte sich und er schwebte am Himmel und beobachtete die Menschen. Dann, als er genug gesehen hatte, flog er zurück.

»Sag, was hast du gesehen?«, fragte ihn sein Volk bei seiner Heimkehr.

»Es war schön«, sagte der Bote. »Ich beobachtete Wesen mit Augen, die viel mehr sahen als nur die dingliche Welt. Sie blickten einander in die Seelen.

Ich sah Wesen mit Ohren, die viel mehr wahrnahmen als nur das laut Gesagte. Sie hatten die Welt mit ihren Herzen zum Singen gebracht und hörten den leisen, göttlichen Klang, das ewige Lied, das in allem schläft.

Ich sah Wesen mit Mündern, die jeden Bissen, den sie aßen, mit Dankbarkeit genossen.

Ich sah die schönsten Wiesen, Blumen, Bäche, Flüsse und Meere und die Wesen erkannten ihre Herrlichkeit und betrachteten sie mit Ehrfurcht.

Die Wesen brachten glorreiche Kunst hervor: Gemälde, Skulpturen, sie schrieben Bücher und Briefe und versanken ganz in ihrer schöpferischen Tätigkeit.

Ich sah, wie die Wesen sich bildeten, von ihrem Verstand Gebrauch machten und die kultiviertesten Gespräche führten.

Ich sah kleine Wesen, die miteinander spielten, tobten und lachten.

Die Menschen berührten einander. Sie begegneten sich tief: von Herz zu Herz, Seele zu Seele. Sie waren eins mit sich und diesem Planeten.«

»Und die kleine leuchtende Maschine?«, fragte einer aus dem Volk.

»Oh«, sagte der außerirdische Bote. »Fast hätte ich vergessen, sie zu erwähnen, so nebensächlich ist sie geworden. Sie war da – aber sie störte nicht. Sie *zerstörte* nicht mehr die Beziehungen. Sie lag einfach nur da, wie ein Hut oder ein Löffel, ohne dass die Wesen ihr große Aufmerksamkeit schenkten. Manchmal klingelte das Gerät, manchmal leuchtete es auf – doch die Wesen haben gelernt, es zu nutzen, wenn es von Nutzen ist, und nicht ihr Leben danach auszurichten.«

»So sind sie erwacht«, sagte ein Zweiter.

»So haben Sie es erkannt«, sagte ein Dritter.

»Ja«, sagte der Bote. »Das neue Bewusstsein ist da.«

Digital Detox für die Seele: Ihre Anleitung für jeden Tag

- Hinterfragen Sie Ihre Smartphonenutzung immer wieder aufs Neue und holen Sie sich stets zum Ausgangspunkt der digitalen Achtsamkeit zurück: dem Bewusstsein dafür, dass Ihr Handy Ihnen ausschließlich guttun soll.

- Gehen Sie bewusst, mit einem Ziel und einer guten Intention online: Seien Sie ein heilsames Licht, das Liebe in die sozialen Netzwerke bringt. Entscheiden Sie sich mit jedem einzelnen Klick für das Mitgefühl und leisten Sie Ihren Beitrag dazu, das Internet zu einem empathischen Netzwerk zu machen.

- Beginnen Sie jeden Tag achtsam: Checken Sie sich morgens selbst, bevor Sie Ihr Handy checken. Am besten bleiben Sie die erste Stunde nach dem Aufwachen ganz offline und widmen diese wertvolle Zeit sich selbst, Ihrem Partner und/oder Ihren Kindern.

- Kein Multitasking, keine Multi-Screens: Erledigen Sie Ihre Aufgaben nacheinander, lassen Sie sich nicht vom Handy stören und ablenken, sondern seien Sie stets ganz bei der Sache. Das heißt auch: kein Handy, während nebenbei die Lieblingsserie läuft.

- Tun Sie die Dinge um ihrer selbst willen, nicht für die mediale Selbstdarstellung.

- Checken Sie Ihre Mails und Ihren Social-Media-Account nicht ständig, sondern zu regelmäßigen Zeiten, zum Beispiel zweimal täglich für je fünf bis zehn Minuten.

- Antworten Sie immer selbstbestimmt, entschleunigen Sie und überwinden Sie dadurch die technisch bedingte Überforderung der Seele: Sie haben alle Zeit der Welt, die Erde dreht sich immer noch im selben Tempo wie vor Tausenden von Jahren.

- Erheben Sie sich über den Druck, immer dabei sein zu müssen: Sie verpassen nichts, wenn Sie offline sind, und schon gar nichts Wesentliches. Im Gegenteil: Sie erleben sich selbst, wenn Sie sich vom Außen ab- und Ihrem Inneren zuwenden.

- Stellen Sie die Selbstfürsorge und Selbstliebe an erste Stelle: Sie sind auch ohne Follower, ohne Filter und ohne Likes ein perfektes Wunder.
- Lassen Sie sich nicht beeinflussen. Nur Sie allein können wissen, was für Sie richtig ist. Folgen Sie Ihrer eigenen Intuition anstatt fremden Influencern.
- Vergleichen Sie sich nicht, denn Sie sind einzigartig.
- Besonders beim Onlinedating gilt: Lassen Sie Ihren Selbstwert nicht wegwischen. Sie sind nicht Cinderella, schon gar nicht Tinderella, sondern eine strahlende Königin.
- Je persönlicher, desto besser: Ein Treffen ist besser als ein Telefonat, ein Telefonat besser als eine Mail. Handeln Sie nach diesem Grundsatz, der persönlichen Interaktion den Vorzug zu geben, und Sie erleben mehr zwischenmenschliche Nähe und weniger Konflikte.
- Statten Sie sich mit dem Digital-Detox-Starter-Kit aus: einer normalen Uhr, einem normalen Wecker, einem normalen Kalender und einer normalen Kamera.
- Setzen Sie Ihrer Bildschirmzeit ein tägliches Limit – ich empfehle eineinhalb Stunden fürs Smartphone – und halten Sie es ein. Genießen Sie die gewonnene Lebenszeit – sie ist Ihr Geschenk an sich selbst.
- Trainieren Sie Ihr Gehirn: Denken Sie selbst, lernen Sie die wichtigsten Telefonnummern auswendig, lesen Sie.
- Meditieren Sie, meditieren Sie, meditieren Sie.
- Erzeugen Sie Resonanz: Lassen Sie das Ego und den Narzissmus hinter sich und wenden Sie sich der echten Nächstenliebe zu. Entgiften Sie vom Dopaminkick der Bestätigung, die Sie nicht brauchen, und erleben Sie stattdessen heilsames Mitgefühl. Legen Sie Ihr Handy ganz weg, wenn Sie sich mit jemandem treffen, und lassen Sie sich auf Ihr Gegenüber ein. Schauen Sie genau hin und hören Sie genau zu, schwingen Sie sich auf den anderen ein. So empfinden Sie Liebe. Durch diese empathische Resonanzerfahrung wird Ihr Leben intensiver, schöner und erlangt eine ganz neue Bedeutung.

- Erobern Sie das echte Leben zurück: Ein Spaziergang in der Natur bereichert mehr als eine Stunde Netflix. Spüren Sie die Welt – sie wartet nur darauf, von Ihnen berührt zu werden. Auch das ist Resonanz.
- Planen Sie regelmäßige Offlinerituale ein, etwa morgens, mittags und abends, bis diese so selbstverständlich sind wie das Zähneputzen.
- Keine Handys am Esstisch oder im Schlafzimmer.
- Keine beruflichen E-Mails oder Anrufe nach Feierabend, am Wochenende oder im Urlaub.
- Beenden Sie Ihren Tag offline. Schalten Sie Ihr Handy eine Stunde vorm Zubettgehen aus und lassen Sie Ihren Geist zur Ruhe kommen. Wofür sind Sie an diesem Tag dankbar? Schlafen Sie mit einem schönen Gedanken ein.
- Bleiben Sie einmal monatlich für mindestens 24 Stunden offline. Und wenn Sie nicht offline sind, bleiben Sie omline!

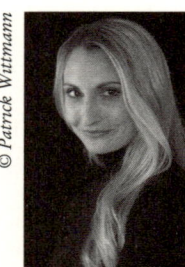

© Patrick Wittmann

Über die Autorin

Dr. Daniela Otto ist Expertin für »Digital Detox«. Sie studierte an der Ludwig-Maximilians-Universität München deutsche und englische Literaturwissenschaften, promovierte dort über das Thema: »Vernetzung. Wie Medien unser Bewusstsein verbinden« und veröffentlichte das erste deutschsprachige Buch zum Thema Digital Detox. Daniela Otto lebt in München und arbeitet als Lehrbeauftragte an der LMU sowie als Texterin.